食品物性と
テクスチャー

Food Physical Properties and Texture

小林三智子
神山かおる ［編著］

建帛社
KENPAKUSHA

は　し　が　き

　編者の一人，小林は，40年ほど前大学院修士課程に入学してすぐに，恩師中濱信子先生に一冊の本を渡されました。卒業研究で有機生物化学を学んだ筆者に，これで勉強しなさいということだったのでしょう。それが，中川鶴太郎著『流れる固体』（岩波書店）でした。この本は，中学生・高校生向けに書かれた岩波科学の本シリーズの一冊です。流れる固体，固体が流れる。固体が流れるなんて考えたこともなかった筆者は，衝撃的な言葉だったのをよく覚えています。「変形と流れの科学」をレオロジーということも知りました。鉄鋼のバネとコンニャクは似ている，かきまわした水はなぜ止まるか，絹糸はどうしてできるかなど，今でも各章のタイトルを覚えているものがあるくらいこの本に熱中しました。

　もう一人の編者，神山は，食品物性，レオロジーやテクスチャーの研究を30年余り続けてきました。学生時代にはこのテーマを学習したことはなく，研究初心者だった平成元年に初版が出された，川端晶子著『食品物性学 レオロジーとテクスチャー』（建帛社）は大いに参考になった一冊です。

　食品の物性，それを食べる人間は，30年程では大きくは変わりません。何よりも，レオロジーや食品テクスチャーについての基礎は，昭和時代以前に確立されたものです。令和のこの時代でも，川端先生の本の主な内容は古くないのですが，それでもこの30年の間に変わった部分もあります。レオロジーの基礎について分かりやすく説明をしたうえで，令和の時代にあった専門書をつくりたいと二人で相談しました。

　執筆者には精鋭の若手研究者に加わっていただき，基礎的な部分については，初心者にもわかる丁寧な説明をお願いしました。食品物性の測

定では，コンピュータで制御された装置に触れれば，自分で計算しなくても測定値が得られますが，この数値の意味を理解するには，レオロジーの基礎知識が必要です。単位はcgs系から国際的なSIに変わっているため，本書で古い文献を引用したところはSI単位に換算しました。執筆は章ごとに分担したので内容的に重なりもありますが，重要なことは繰り返してもよいと考えました。編者が至らなかったために，記号などの書き方が不統一で読みにくい部分が残っているかもしれませんが，どうかご容赦ください。

インターネットやスマートフォンの普及の影響もあり，地球環境を考慮した持続可能な食品システムなど，21世紀に入ってから顕在化したことがあります。新時代ならではの食品材料や技術も生まれていますが，食べやすく，おいしい食品をつくり出し，それを評価することに利用されるのは従前と同じです。人間が食品を食べ続ける以上，食品物性の考え方は普遍的であり，食べる人との関係で特徴づけられるテクスチャーの重要性も変わることはないでしょう。

本書がこれから食品物性を勉強し，食べる者としてだけでなく，より深く食品にかかわっていく皆様の道標になるならば大変光栄に思います。読者の皆様のご教示ご叱責を賜りますよう，お願い申し上げます。

最後に，浅学菲才な私どもに，専門書の編者をお許しいただいた株式会社建帛社　筑紫恒男会長に心より御礼申し上げます。さらに，丁寧に原稿を読んでいただき，細部まで行き届いた編集をしてくださった，編集部の皆様，特に齋藤明子氏に感謝します。そのお力がなかったら，この本は完成しませんでした。本当にありがとうございました。

　　令和4年10月

小林三智子

神山かおる

も く じ

第9章　多孔質食品の物性

第1章 食品物性の基礎

1. 食品の物性とは

　食品物性は食感として知覚される感覚であり，食品の特性を決定する重要な要素の一つである。食品にはそれぞれ固有の物性があり，咀嚼や嚥下時にそれを物理的感覚として認知する。また，その特性を決める要因として味，香り，そのほか種々の要素があるが，食品物性はその中でも重要である。

　食品の成分と，構造や物性との因果関係を理解することは，おいしさと品質の制御につながり，食品開発や加工貯蔵には大変重要である。一般に食品は多成分，不均一混合系であるため，広範囲の科学理論が適用されるが，ここでは食品の成分と構造と物性という視点から基礎理論を概説する。

2. 物質の三態

　固体・液体・気体の三つの状態を物質の三態という。物質は，温度と圧力に応じて，固体・液体・気体のいずれかの状態をとる。この状態に変化が起こるのは，粒子の不規則な動き「熱運動」があるからである。

　熱運動には温度や圧力がかかわり，物質の三態が変化する。それぞれの変化は，固体から液体へは融解，液体から気体へは気化（蒸発），気体から液体へは凝縮（液化），液体から固体へは凝固と呼ぶ。さらに固体と気体が液体を経ずに互いの状態になることを昇華と呼ぶ（図1-1）。

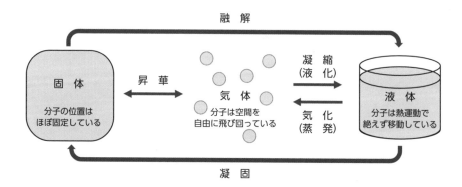

図1-1 物質の三態の変化

固体・液体・気体の違い

　図1-1に示したように，この三態の違いは基本的に，分子のつながりである。分子は，固体では規則正しくつながり，気体ではバラバラに存在している。物質に熱を加えると分子間の振動が大きくなり，体積の変化や，規則正しくつながっていたものがバラバラになり融解や気化が起きる。物質の状態変化では，熱運動と粒子間の力の二つを考えることが重要である。

3. 熱と熱移動

　熱とは，物質間のエネルギーの流れのことを意味する。水が高いところから低いところへ流れるように，熱も必ず高温の物質から低温の物質に移動するという性質がある。この熱が物質から物質へと移動する現象を伝熱（heat transfer）といい，熱伝導，熱伝達，熱放射（熱輻射）の三種類の方法がある。

（1）熱伝導（thermal conduction）

　熱伝導は，物体内の高温部から低温部へ熱が移動する現象である。伝熱の過程の一つであり，物質の移動を伴わない。固体および対流のない流体内では熱

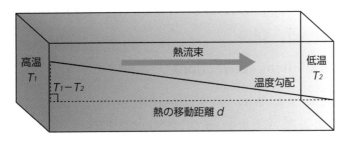

図1-2　フーリエの法則

表1-1　物質の熱伝導率

材 質	銀	銅	金	アルミニウム	マグネシウム	鉄	大理石	ガラス
熱伝導率 [W/(m・K)]	429	386～402	318	226～237	143	72～80.4	2.8	0.9

伝導により熱が伝わる。熱伝導の現象は19世紀初期に研究がはじめられ，1822年にフーリエ（J. B. Fourier）によってその理論が完成した。フーリエの法則（Fourier's law）は熱流束，すなわち単位面積あたりの熱量を表したものである（図1-2）。物体内の単位面積を通って単位時間に流れる熱量は，この面に垂直な方向の温度勾配と熱伝導率の積に等しい。厚さ d の一様な板の両面を温度 T_1, T_2（$T_1 > T_2$）に保ったとき，単位時間に板の単位面積を通して流れる熱量 I は，板の中の温度勾配が $(T_1 - T_2)/d$ であり，κ を熱伝導率として $I = \kappa (T_1 - T_2)/d$ で得られる。フーリエの法則から温度勾配が等しければ，熱伝導率が大きな物質のほうがより多くの熱を伝えられることがわかる。

　熱伝導のしやすさは物質によって異なり，その難易程度を表わす量が熱伝導率である。表1-1に物質の熱伝導率を示した。熱伝導率が大きいほど熱が伝わりやすいことからも，調理器具では経済性も考慮してアルミニウムの鍋が使われることが多い。また，銅は熱伝導率が高く全体に熱が伝わりやすいため均一に温まりやすく，その熱が物質によく伝わることから調理器具に多く使用されている。銅製の玉子焼き器やプロの料理人が使用する器具としてもよく知られ

ている。さらに，発泡プラスチックは気泡間に対流による伝熱がないので熱絶縁用の軽量断熱材に適する。

（2）熱伝達（heat convection）

高温の流体（気体・液体）が，低温の固体表面を流れていると，流体から固体表面へ熱が急速に移動する。また，高温の固体表面から，低温の流体への熱移動も同様なことが起こる。このように，流体と固体表面間の対流を伴う熱移動を熱伝達という。

（3）熱放射（熱輻射）（thermal radiation）

離れた物体間の熱の移動を熱放射（熱輻射）といい，熱媒体を介さない熱移動である。例えば，太陽からの熱を直接太陽に触れずとも感じられる現象をいう。さらに身近な例では電子レンジがあり，マイクロ波を放射して食品に含まれる水分子を振動させることで加熱することもそうである。

4．食品のコロイド性

食品のコロイド性は，食品の物性を含む食品の総合的な性質を決定し，その食感や風味には大変重要な意味がある。また，多くの食品は水，油脂，炭水化物，タンパク質など多くの成分が混合された複雑系であり，これらの分散系を構築している。さらに，均一ではなく不均一な混合系である。すなわち，食品は不均一であり多成分の分散系であるため，それらの分散状態を理解することが重要である。

（1）コロイド（colloid）

コロイドとは「肉眼的にも光学顕微鏡的にも均一にみえるが，実は不均一系であり，微粒子が媒質中に分散している系」をいう。1861年グレアム（T. Graham）は，水中でデンプンやタンパク質などの粒子が拡散する速度が遅い

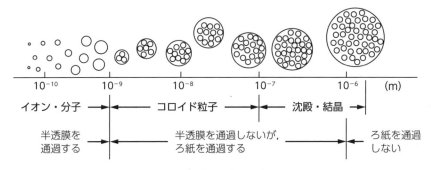

図1-3　コロイド粒子の大きさ

ことを発見し，これをコロイドと名づけた。コロイド粒子の大きさは10^{-7}〜10^{-9}mである（図1-3）。また，コロイド粒子を分散質，媒質を分散媒といい，両者をあわせてコロイド分散系という。コロイドには，分子コロイド（高分子溶液）や会合コロイド（ミセル）などがあるが，分散媒が水で，微粒子が分散した系を特にハイドロコロイドと呼ぶ。ハイドロコロイドには，分散質の濃度が低く分散媒中の粒子が互いに独立に存在するゾルや，高濃度の分散質が網状構造をつくり系全体が流動性を失ったゲル，さらにはミセル内に油脂が取り込まれたエマルションなどさまざまな形態がある。

（2）コロイド溶液の性質

1）チンダル現象（Tyndall effect）

　コロイド分散系に光をあてると，光の道筋が明るく光ってみえる。これは，コロイド粒子が光の波長に対して十分大きいため，光の一部を反射するために起こる（図1-4）。真の溶液では，粒子が十分大きくないため，チンダル現象は起こらない。イギリスのチンダル（J. Tyndall, 1820〜1893年）が発見し，彼は空が青色を示すことをこの現象から説明した。

2）ブラウン運動（Brownian motion）

　ブラウン運動は分散媒がコロイド粒子に衝突するために起こる現象である。コロイド粒子はランダムな運動をしている（図1-5）。温度が高くなると分散媒

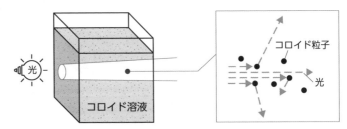

※コロイド溶液では，コロイド粒子が大きいため光を反射し拡散させる。
　そのため，光の道筋がはっきりとみえる。

図1-4　チンダル現象

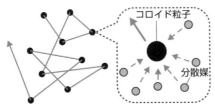

図1-5　ブラウン運動

の熱運動が激しくなるため，衝突されるコロイド粒子も激しく運動する。

3）透析

　イオンなどの不純物を含むコロイド溶液は，半透膜でできた袋に入れて水中におくことによって精製することができる。これは，不純物は拡散によって半透膜の外へ広がっていくのに対して，コロイド粒子は半透膜を通過することができないためである（図1-6）。

4）電気泳動

　コロイド粒子は正または負のどちらかに帯電している。コロイド溶液に電極を入れて電圧をかけると，陽極または陰極のどちらかにコロイド粒子が集まる。このように，電圧をかけて電荷をもつ粒子を分離することを電気泳動という。これにより，コロイド粒子の電荷が正か負かを調べることができる（図1-7）。

5）塩析・凝析

　コロイド分散系に電解質を加えると，コロイド粒子が凝集して沈殿が生じる。コロイドには，電荷が大きく水となじみやすい親水コロイドと，電荷が小さく水となじみにくい疎水コロイドがある。親水コロイドは，電解質を少量加えても沈殿させることはできず，多量に加えてはじめて沈殿が生じる。一方，疎水コロイドは，電解質を少量加えただけで沈殿が生じる（図1-8）。

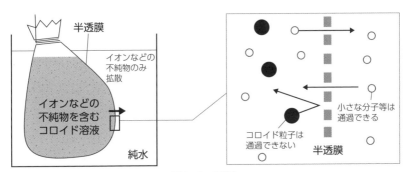

図1-6　透析

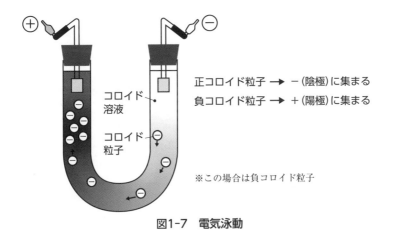

正コロイド粒子 ➡ －(陰極)に集まる
負コロイド粒子 ➡ ＋(陽極)に集まる

※この場合は負コロイド粒子

図1-7　電気泳動

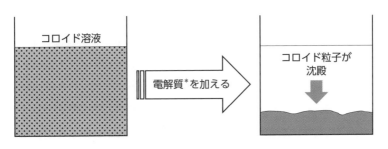

＊疎水コロイド → 電解質は少量でも沈殿，親水コロイド → 電解質を多量にすることで沈殿

図1-8　塩析・凝析

　親水コロイドに多量の電解質を加えてコロイド粒子を沈殿（析出）させる操作あるいは現象を塩析，疎水コロイドに少量の電解質を加えて沈殿（析出）させる操作あるいは現象を凝析という。塩析の例として，豆乳ににがりを加えて豆腐を調製することがこれにあたる。また，浄水場でポリ塩化アルミニウムを加えて泥を沈殿させるのは，濁りの原因となるコロイド粒子を凝析させている。

6）保護コロイド

　疎水コロイドの溶液に親水コロイドを加えると，疎水コロイドの表面に親水コロイドが付着して，親水コロイド同様に沈殿しにくくなる。このような用途で用いられる親水コロイドを保護コロイドという（図1-9）。例として墨汁に加えるにかわ等がある。

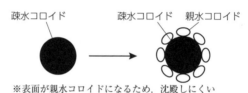

図1-9　保護コロイド

（3）コロイドの分類

　コロイドにはいくつかの分類方法があり，「コロイド粒子の種類」「水との親和性」「流動性」などによって分類することができる。

1）コロイド粒子の種類による分類

　コロイド粒子の種類による分類として，分子コロイド，会合コロイド（ミセルコロイド），分散コロイドがある（表1-2）。分子コロイドは，タンパク質のような巨大な分子がコロイド粒子として存在するもので，タンパク質のアルブミンやグロブリンなどを含む牛乳や血漿などがこれにあたる。会合コロイド（ミセルコロイド）とは，真の溶液をつくるような小さな分子やイオンが50〜100個程度集まってできるもので，セッケン水などである。分散コロイドは，水に不溶の粒子が集まってできるもので，金属ゾルや泥が該当する。

表1-2 コロイド粒子の種類による分類

名　称	コロイド粒子	分散質の特徴	例
分子コロイド	1個の分子	高分子化合物	牛乳，卵白，豆乳， ゴムのり，寒天，ゼラチン
会合コロイド （ミセルコロイド）	多数の分子・ イオンの集合体	会合しやすい 分子やイオン	セッケン水，色素溶液， 界面活性剤水溶液
分散コロイド	固体を分散	不溶性固体	金属ゾル，硫黄ゾル， 水酸化鉄（III）ゾル

2）水との親和性による分類

　水との親和性が大きいコロイドのことを親水コロイドといい，タンパク質やデンプンなどがこれに分類される。疎水コロイドとは，水との親和性が小さいコロイドで，硫黄や水酸化鉄などの無機物が例としてあげられる。

3）分散媒と分散相の組み合わせによる分類

　表1-3に分散媒と分散相の組み合わせによる食品コロイドの分類とその食品例を示した。分散媒（連続相）と分散相（分散質）はそれぞれ，気体・液体・固体の三態があるため多様な組み合わせができる。

① 液体を分散媒とするコロイド

a. 泡（foam）　液体中に気体が分散している系を泡といい，固体中に気体が分散している系を固体泡という。泡はこの二つの系の内部や表面において，液体または固体の膜によって取り囲まれた気体の状態の総称である。この状態は，さらに気泡（bubble）と泡沫（foam）に分けられる。気泡とは，一つひとつの独立な泡であり，シャボン玉がこの例である。泡沫は，気泡が多数集まり互いに薄い液体膜または固体膜で隔てられた気泡の集合体である。泡沫を利用した食品には，菓子やパン類，飲料を中心に多く利用されている[1]。

　気泡の大きさは，直径が10^{-2}m〜10^{-6}mとさまざまである。細かい泡が一様に分布すると，一般的にはその食品はなめらかで，軽い食感になる。また，芳香やにおいの分散をよくし，香りを強くする効果がある。泡はこのように食品に独特の物性を付与し，食品のテクスチャーを制御するうえで重要であ

表1-3 食品コロイド系の分類と食品例

分散媒 (連続相)	分散相 (分散質)	分散系	食品の例
気 体	液 体	エアロゾル	香りづけのためのスモーク
	固 体	粉 末	小麦粉，デンプン，砂糖，スキムミルク， ココア，インスタントコーヒー
液 体	気 体	泡（泡沫）	ホイップクリーム，ソフトクリーム，メレンゲ， ビールの泡
	液 体	エマルション	牛乳，生クリーム，バター，卵黄，マヨネーズ
	固 体	サスペンション	みそ汁，ジュース，スープ，抹茶
		ゾ ル	ポタージュ，ソース，デンプンペースト
		ゲ ル	ゼリー，ババロア，水ようかん， ブラマンジェ，カスタードプティング
固 体	気 体	固体泡沫	パン，スポンジケーキ，クッキー，卵ボーロ
	液 体	固体ゲル	吸水膨潤した凍り豆腐，吸水膨潤した糸寒天， 果肉
	固 体	固体サスペンション	チョコレート

る。泡沫の基礎となる界面科学の研究は，ラングミュア（I. Langmuir）の基礎物理分野の研究[2]がはじまりである。その後も応用を含め，幅広く研究が進み[3]，近年は食品科学の分野においても，タンパク質の機能特性の一つとして泡沫特性が取りあげられ，数多くの報告がなされている[1,4~7]。

b. エマルション（emulsion）　分散質と分散媒がともに液体で，互いに溶けあわない液体の分散系。

c. サスペンション（suspension, 懸濁液）　分散媒が液体で，分散質が固体の状態。また，これを得ることを分散（dispersion）という。代表的な食品例は表1-3に示す。状態は，しばらく静置すると分散媒（液体）の比重よりも分散相（固体）が大きければ沈殿し，小さければ浮き，不安定である。

d. ゾル（sol）　分散媒が液体であって，流動性をもつコロイド溶液。エマルションやサスペンションの中にも，ゾルの状態を示すものが多い。

e. ゲル（gel）　ゾルが流動性を失った状態，または多量の溶媒を含んだま

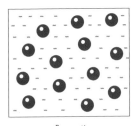
ゾ　ル
（水溶液状で粒子が分散している）

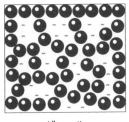
ゲ　ル
（固体状で水を含む）

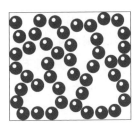
キセロゲル
（乾燥した固体）

図1-10　ゾルとゲルの分散状態

ま固体のように一定の形を保持する状態。多くのゲルは，直鎖状の高分子が絡みあったり，分子間架橋などによって三次元的なネットワーク構造をとる。ゲルから水分を取り去ると，網状組織だけが残り，キセロゲル（xerogel）となる（図1-10）。

② 固体を分散媒とするコロイド

　a.　固体泡沫　固体中に多量の気体が分散している気体分散系で，安定な厚い膜で気体粒子が囲まれている状態。硬質の固体泡沫にはクッキーやビスケットが含まれる。

　b.　固体ゲル　固体中に液体が分散した系。キセロゲルが水を吸って膨潤した状態である。

　c.　固体サスペンション　分散媒，分散相ともに固体の系。食品以外には，ステンドグラスなどである。

（4）乳化とエマルション

　エマルションは，水と油のように互いに溶解しない液体の系で，一方が他の一方に微細な液滴として分散している状態をいい，その状態にすることを乳化する（emulsify）という。その代表例として，牛乳，マヨネーズ，バターなどがある。エマルションは，液／液コロイドで不安定な系であり，安定なものを形成するため乳化作用をもつ物質の乳化剤（emulsifier）添加を一般的に必要とする。乳化剤は各分野に応じて，食品用，化粧品用，工業用と多様に存在する。

1）食品用乳化剤

　乳化剤は図1-11に示しているように親水基と疎水基からなり，油水界面に働き界面張力を低下させる。その性質を利用し，食品が均一に混ざるように，チョコレート，アイスクリーム類，マヨネーズ，マーガリンなどの製造過程において使用されている。また，それ以外の目的として，パンや菓子類などデンプンの老化防止や食感の改良としても用いられている。食品に使用される乳化剤は，食品添加物として扱われ，厚生労働大臣が使用を許可したもののみ使用することができる。表1-4に日本で認可されている主な食品用乳化剤を示した。これらが使用されている製品には「乳化剤」として一括表示されている。

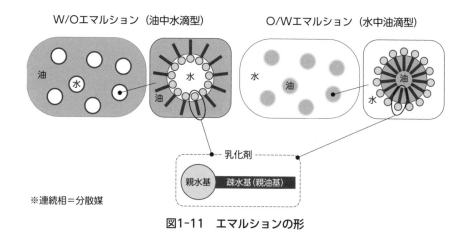

図1-11　エマルションの形

表1-4　日本で認可されている主な食品用乳化剤

使用基準		物　質　名
ある		ステアロイル乳酸カルシウム，ポリソルベート　など
ない	指定添加物	グリセリン脂肪酸エステル，ショ糖脂肪酸エステル，ソルビタン脂肪酸エステル，プロピレングリコール脂肪酸エステル など
	既存添加物*	レシチン（卵黄レシチン，植物レシチン，酵素処理レシチン等），ダイズサポニン，ステロール（動物性ステロール，植物性ステロール）など

＊化学的手段により元素又は化合物に分解反応以外の化学反応を起こさせて得られた物質は含まない。

2）HLB（hydrophilic-lipophilic balance）値

　乳化剤の性質を表す指標として親水性−親油性バランス（HLB）値がある。名前のとおり乳化剤の水または油への親和性を示す数値であるが，1950年ころにグリフィン（W. C. Griffin）が提唱したものである[8, 9]。グリフィンのHLB理論では，あらゆる乳化剤に0〜20を割りあてている。この数値に基づき，希望のエマルションタイプに適した乳化剤を選定することが可能である。ただし，系の組成（油水比）や物理的環境変化（温度など）により，乳化剤のHLB値は変化する場合があるため注意する。デイビス（J. T. Davies）[10]は，HLB値の算出式を提案している。HLB値が高いものが親水性が強いことを表している。

$$HLB = 7 + \Sigma（親水性基数） - \Sigma（親油性基数）$$

3）エマルションの型

　エマルションは油中水滴型（W/O型）と水中油滴型（O/W型）の二種類の形態をとる。（図1-11）

　W/O型とO/W型とどちらの形態をとるかは，乳化剤の特性や温度の影響等により決定される。この型は安定しているわけではなく，O/W型とW/O型とで転換が起きることもある。この転換現象を転相と呼ぶ。転相の例としては，O/W型の生クリームを過度に泡立てると，W/O型のエマルションであるバター状に変化する現象である。さらに，温度変化により転相が起こる場合があるが，その温度を転相温度（HLB温度）という。

　また，代表的な例であるO/W型のエマルションのマヨネーズと，W/O型のバターは，それぞれ脂質の含有率がおよそ7割と8割で大差はないが，バターの方が油っぽく感じる。これは，バターの分散媒が油脂であり，食味が分散媒の影響を受けやすくなるためである。

（5）ゾル−ゲル転移

　ゾルは流動性のあるコロイド，ゲルは流動性を失ったコロイドと表現できるが，ゾルからゲルへの変化は単純に液体から固体状態へ変化しているわけでは

ない。ゾル液の95％以上を占める水分は，ゾルの状態では自由に動くことができる。しかし，ゲルではゲル化剤やタンパク質が三次元の網目構造を形成することで水分が固定化され，一定の形で保持されるようになる。

　代表的なゲル化剤には，デンプン，タンパク質，多糖類などがある。これらは，温度状態によってゾル-ゲルが双方向に変化する熱可逆性ゲルと，一度ゾルからゲルになったものがゾルには戻らない熱不可逆性ゲルの二種類がある。

1）ハイドロコロイド

　食品の多くは，水中にタンパク質や多糖などの高分子や界面活性剤が会合したミセルなどが分散した，多成分のハイドロコロイドである[11, 12]。食品ハイドロコロイドは，濃度，温度，添加物等を変化させることにより，ゾルからゲル，液状から固体状などの相変化・形態変化を起こす。食品製造や加工では，そのような相変化・形態変化が積極的に用いられ，さらにゾル状食品の分散性，乳化性，安定性を改善するための添加物として用いられるなど，用途は広い[12]。

　食品ハイドロコロイドの有効利用のためには，体系的に，物性・機能と成分組成・分散構造との対応関係を把握することが必要となる。しかし，ハイドロコロイド分散系においては，分散質と分散媒である水との間に非常に大きな界面が存在する。そのため，界面特性（界面張力，吸着，界面電荷など）が系の物性に大きな影響を与え，成分組成が一定であっても，分散粒子の分散構造（分散粒子間の絡みあいなど）の変化により，ゾル-ゲル転移やガラス転移などの複雑な状態変化が生じる。

　図1-12に多糖のゾル-ゲル転移とゲルの接合領域のタイプ別模式図を示す。濃度，添加物，温度などの条件によって，鎖状分子は接合領域とほぐれ領域の組み合わせでネットワーク構造をつくり，分散媒が絡みあったネットワーク構造のすき間に介在してゲルを形成する。これらの接合領域にはいくつかのタイプがある。

　ここでは，カラギーナン（carrageenan）のゲル化機構について述べる。

　カラギーナンは寒天と同様に紅藻から抽出される多糖類である。その分子骨格構造は，D-ガラクトースと3, 6アンヒドロD-ガラクトースであり，硫酸基の

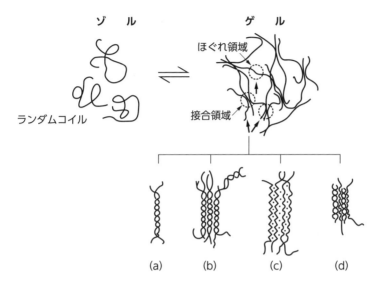

(注)（a）二重らせんの形成（例：カラギーナン）
　　　（b）二重らせんの会合（例：寒天）
　　　（c）"egg box model" と呼ばれるキレート錯体形成による分子と分子の会合（例：アルギン酸塩と Ca^{2+} イオン，LM ペクチンと Ca^{2+} イオン）
　　　（d）異なったハイドロコロイド間のらせん会合（例：寒天とガラクトマンナン，キサンタンガムとガラクトマンナン）

図1-12　多糖ゾル-ゲル転移とゲルの接合領域のタイプ別模式図

(Morris, E. R., Rees, D. A., Robinson, G.: J. Mol. Biol.; 138; 349, 1980.)

数とアンヒドロ結合の有無により κ（カッパ），ι（イオタ），λ（ラムダ）の3タイプに分けられ，それぞれ溶解性やゲル化性，ゲル化に最適なイオン，ゲルの性質が異なる（第7章参照）。

　図1-13に，カラギーナンのゲル化機構を示す。カラギーナンのゲル化機構については，二重らせんの生成と会合（Ⅰ）と，一重らせんの生成と会合（Ⅱ）のような二種類の説による模式図が示されている。（Ⅰ）の模式図は，加熱溶液中のランダムコイルを冷却していくと，部分的に二重らせんの形成がはじまり，さらにK⁺イオンのようなアルカリ金属イオン存在下で凝集し，架橋領域をつくる。また，カチオン（陽イオン）の存在下で，（Ⅰ）（b）のドメイン構造を経過せずに直接，二重らせんの凝集を起こすことを示している。

15

（Ⅰ）二重らせんの生成と会合　　**（Ⅱ）一重らせんの生成と会合**

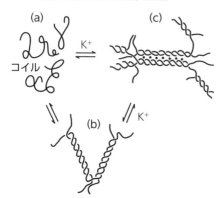 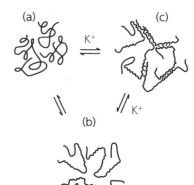

（注）(a)　ランダムコイル　　　　　（注）(a)　ランダムコイル
　　　(b)　二重らせん領域　　　　　　　　(b)　一重らせん領域
　　　(c)　二重らせんの凝集した領域　　　(c)　一重らせんの凝集した領域
　　　　・：カチオン　　　　　　　　　　　　・：カチオン

図1-13　カラギーナンのゲル化機構の模式図

（Ⅰ）（Rees, D. A.: Pure, Appl. Chem.; 53; 1, 1981.）
（Ⅱ）（Smidsrød, O., Grasdalen, H.: Carbohydrate Polym; 2; 270, 1982.）

　（Ⅱ）の模式図は，加熱溶液中のランダムコイルを冷却していくと，その一部が一重らせんを形成し，さらに，K^+イオンのようなアルカリ金属イオン存在下でゲル化を形成するという考え方である。

2）タンパク質

　多くの球状タンパク質系は加熱によりゲルを形成する。タンパク質ゾルを加熱すると，乳白色または透明なゲルになる。乳白色になる場合には，タンパク質が低分子で低濃度であれば凝集物（沈殿，濁ったゾル）を生じ，高分子で高濃度であれば凝固物（熱不可逆性ゲル）をつくる。この例としては卵アルブミンがあり，ゆで卵における卵白ゲルが該当する。また，加熱によって溶解した透明なゾルは，冷却によって，タンパク質が低分子で低濃度であればゾルのままだが，高分子で高濃度であれば熱可逆的なゲルをつくる。この例としては，ゼラチンゲルがある。これは，疎水性アミノ酸の疎水度による。疎水度31.5％を

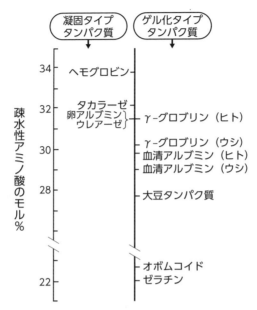

図1-14　ネットワーク構造のタイプと疎水性アミノ酸のモル％との関係

（Shimada, K., Matsushita, S.: J. Agric. Food Chem.; 28; 413, 1980.）

境にしてタンパク質のタイプを凝固とゲル化に分けることができる（図1-14）。

5．食品物性の測定法

　松本[13]は，「多くの食べ物に物理学的な味が高い割合であらわれ，その物理的な味とはかたさ，粘さ，もろさのように，主に食べ物の巨視的な組織・構造や状態に由来した食感である」としている。食品物性の測定には，微小変形領域の力学的性質として粘弾性が測定され，食品を摂取する際には大変形領域の力学的測定が必要となる。さらに，機器測定と官能評価などの感覚的評価の両面から評価することが重要である。

（1）機器測定

　表1-5に示すように，食品物性の機器測定法は，基礎的方法，経験的方法，模擬的方法の三つに分類することができる。基礎的方法は，基礎的なレオロジー的性質を測定する方法であり，経験的方法は，はっきりと力学的に定義づけることはできないが，経験的に食品物性に関係づけられる特性値を測定するものである。また，模擬的方法では，手で伸ばす，捏ねる，咀嚼するなど実際に食品ゲルが扱われる条件と同様に測定しようとするものである。第4章～第9章では，各食品の物性について解説を加え，さらに具体的な機器測定法を示している。

表1-5　食品物性の機器測定法

測定方法	測定機器例
基礎的	粘　　　性：毛細管粘度計，回転粘度計 粘　弾　性：クリープ測定装置，応力緩和測定装置，動的粘弾性測定装置 破断特性：インストロン，ダイナグラフ，クリープ破断測定装置
経験的	硬度計，肉剪断試験機（ミートシアメータ），ペネトロメータ，カードメータ，ネオカードメータ，コンプレッシメータ，ショートメータ
模擬的	アミログラフ，ファリノグラフ，エキステンソグラフ，アルベオグラフ，テクスチュロメータ，レオメータ

（川端晶子：食品物性学 レオロジーとテクスチャー，建帛社，p.5，1989. を改変）

（2）食品物性の感覚的評価

　摂食動作における食品物性の感覚的評価は，シャーマン（P. Sherman）[14] によるテクスチャープロファイルが一般化され示されている。これによると，食品を食べる前の印象，口に入れたときの第一印象，咀嚼（高いずり応力），咀嚼後口腔に残る印象として分類し，特に咀嚼中に知覚される食べ物の性質がテクスチャー評価の対象となると考えた。食品物性の感覚的評価は，官能評価が中心となるが，特に食品物性の評価には，特性を的確に示す表現用語を選択し，適切な評価尺度を構成することが大切である（第3章参照）。

引用文献

1) 北畠直文, 土井悦四郎：講座 「食品の物性」(6) 泡沫の物性. 日本食品工業学会誌；34(8), 549-557, 1987.

2) Langmuir, I.: The constitution and fundamental properties of solids and liquids. Part I. Solids. Journal of the American Chemical Society; 38, 2221-2295, 1916.

3) Bikerman, J. J.: Foams. Applied Physics and Engineering; Springer, 1973.

4) Pour-EL, A., Cherry, J. P. ed.: Protein functionality in foods; American Chemical Society; 1-19, 1981.

5) Halling, P. J.: Protein-stabilized foams and emulsions. Crit. Rev. Food Sci. Nutr.; 15(2), 155-203, 1981.

6) Prins, A., Dickinson, E. ed.: Food emulsions and foams. The Royal Society of Chemistry; 30, 1987.

7) Ter-Minsassian-Saraga, L.: Protein denaturation on adsorption and water activity at interfaces an analysis and suggestion. J. Colloid Interface Sci.; 80, 393, 1981.

8) Griffin, W. C.: Classification of surface-active agents by "HLB". The Journal of the Society of Cosmetic Chemists, ; 1, 311-326, 1949.

9) Griffin, W. C.: Calculation of HLB values of non-ionic surfactants. J. Soc. Cosmet. Chem.; 5, 249-256, 1954.

10) J. T. Davies: Proceedings, 2nd international congress of surfece activity, 1, 426, Butterworths, Academic Press, 1957.

11) Dickinson, E.: An introduction to food colloids. Oxford Univ. Press, 1992.

12) 西成勝好, 矢野俊正編：食品ハイドロコロイドの科学, 朝倉書店, 1990.

13) 松本幸雄：講座「食品の物性」(1) 食品の物性—その認識と研究手法. 日本食品工業学会誌；33(11), 805-811, 1986.

14) Sherman. P.: A texture profile of foodstuffs based upon well-defined rheological properties. Journal of Food Science; 34, 458, 1969.

参考文献

・川端晶子：食品物性学　レオロジーとテクスチャー, 建帛社, 1989.

・山野善正, 大越ひろ監修：食品テクスチャーの測定とおいしさ評価　食品構造とレオロジー, 咀嚼・嚥下感覚, 機器測定・官能検査, 調理・加工, エヌ・ティー・エス, 2021.

- 中濱信子，大越ひろ，森髙初惠：改訂新版おいしさのレオロジー，アイ・ケイ　コーポレーション，2011.
- 中川鶴太郎：レオロジー第2版，岩波書店，2017.
- 熊谷仁：水の関わる食品物性の解析とその応用．日本食品工学会誌；18(1)，1-18，2017.
- 熊谷仁：食品ハイドロコロイドの物性に関する研究．日本食品工学会誌；13(4)，79-90，2012.
- 森髙初惠：多糖のゾル・ゲル転移と食塩．日本海水学会誌；61(4)，217-225，2007.
- Miyoshi, E.: Gel-Sol transition in gellan gum solutions. I. Rheological studies on the effects of salts, Food Hydrocolloids; 18(6), 505-527, 1994.
- Lai, V. M. F.: Effects of cation properties on sol-gel transition and gel properties of κ-carrageenan. Journal of Food Science; 65(8), 1332-1337, 2000.
- Hagiwara, T., Kumagai, H., et al.: Analysis of aggregate structure in food protein gels with the concept of fractal. Bioscience, Biotechnology, and Biochemistry.; 61(10), 1663-1667, 1997.
- Hagiwara, T., Kumagai, H., Matsunaga, T.: Fractal analysis of the elasticity of BSA and β-lactoglobulin gels. Journal of Agricultural and Food Chemistry.; 45(10), 3807-3812, 1997.
- 中村邦男：ゲルとはどのような状態か-食品ゲルの固体的性質と液体的性質．化学と生物；36(1)，61-65，1998.

第2章 食品のレオロジー

- -

1. レオロジーとは

レオロジー（rheology）とは，流動を含む物体の変形に関する学問である[1]
と定義されている。レオロジーという用語は，「万物は流転する（*panta rhei*）」
による造語であるといわれている。塑性概念を導入し，レオロジーの重要性を
訴え続けてきたアメリカのビンガム（G. Bingham）によって，1929年 The
Society of Rheologyが設立された。

レオロジーの領域は広範囲であるが，本書では主として食品を中心に述べる。
食品のレオロジーは，食品の素材の特性や食品加工と関連した力学特性を解明
するためにも有用であり，テクスチャーとも密接に関係している。

2. 弾　性 （elasticity）

物体に力を加えて変形させた後，力を取り除くと元の状態に戻る性質を弾性
という。このような性質をもつ物体を弾性体といい，外力によって生じた変形
を弾性変形という。外力が大きくなり，変形がある一定限界を超えると，食品
は完全に元の状態には戻らず，変形が残る。

応力（stress）とは，物質内に生じている単位面積あたりの力をいう。一方，
元の形状から伸長あるいは圧縮により変化した量を変形量，そして変形した割
合をひずみ（strain）という。応力とひずみの関係を図2-1に示す。応力とひ
ずみが比例関係にある線形弾性域では，この両者にフックの法則（Hooke's law）

が成立する。「バネの弾性力は伸びに比例する」と表現されるこの法則は，フック（R. Hooke）が1660年に実験的に見出した事実である。フックの法則では，比例定数を弾性率（elastic modulus）といい，加える外力の種類によってヤング率（Young's modulus）あるいは剛性率（shear modulus）という（図2-2）。

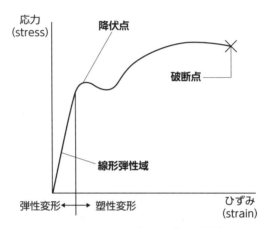

図2-1　応力とひずみの関係

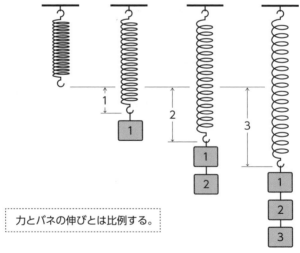

図2-2　フックの法則

（1）ヤング率

図2-3（a）にあるように，断面積 A（m²），高さ ℓ（m）の試料に F（N）の力が加わり，微小な変形 $\Delta\ell$（m）が生じたとき，変形方向の応力 P とひずみ ε は，

$$P = \frac{F}{A} \quad (\text{Pa})$$

$$\varepsilon = \frac{\Delta\ell}{\ell} \quad (\text{m/m})$$

で示される。図2-1の比例限界までの線形弾性域の範囲ではフックの法則より，次の関係が成立する。

$$P = E\varepsilon \quad (\text{Pa})$$

ここで，比例定数 E をヤング率またはヤングの弾性率という。

ヤング率　　　　　$E = \dfrac{P}{\varepsilon} \quad (\text{Pa})$

（2）剛 性 率

図2-3（b）に示したように，面積 A（m²），厚さ H（m）の試料の底面を固定し，上面に F（N）の接線力を作用し，上面の移動量が d（m）のずり変形を生じたとき，ずり応力 σ と，ずりひずみ γ との間にもフックの法則が成立する。

$$\sigma = \frac{F}{A} \quad (\text{Pa})$$

$$\gamma = \frac{d}{H} = \tan\theta \quad (\text{m/m})$$

$$\sigma = G\gamma \fallingdotseq G\theta \quad (\text{Pa})$$

$$G = \frac{S}{\theta} \quad (\text{Pa})$$

ここで比例定数 G を剛性率，またはずり弾性率という。

(a) 圧縮変形　　　　　　　　　**(b) ずり変形**

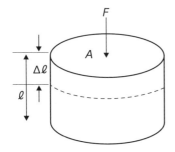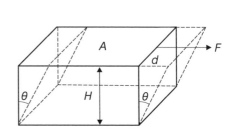

(a) 圧縮応力 $P\,(=F/A)$

　　$(F：力(N)，A：断面積(m^2)，\Delta\ell：微小変形(m)，\ell：高さ(m))$

(b) ずり応力 $\sigma\,(=F/A)$

　　$(F：力(N)，A：断面積(m^2)，H：試料の厚さ(m)，d：移動距離(m)，\tan\theta=d/H)$

図2-3　弾性変形

（3）ポアソン比（Poisson's ratio）

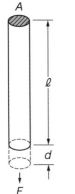

A：断面積(m^2)
ℓ：長さ(m)
d：移動距離(m)
F：力(N)

図2-4　伸び弾性

　図2-4に示したような棒状の試料が引き伸ばされたとき，長さの方向に伸びひずみε_nが現れると同時に，長さに直角の横方向にも収縮ひずみε_c（ただし$\varepsilon_c>0$とする）が生じるが，これらのひずみの比は一定で，その比例定数をポアソン比μといい，次式で求められる。

$$\mu=\frac{\varepsilon_c}{\varepsilon_n}$$

ポアソン比μは，物質の種類によって$0\sim0.5$

の範囲の数値をもつ物質定数である。変形しても体積が変わらない非圧縮性の試料では μ 0.5となる。食品のゲルやゴムなどで，μ は0.5とされることが多い。一方，スポンジ状のパンのように，圧縮の直角方向の大きさに変化がみられないような物質では0に近い。ヤング率 E と剛性率 G との間には次式が成立する。

$$E = 2G(1 + \mu)$$

ポアソン比 μ がほぼ0.5とすると，ヤング率 E と剛性率 G の間には $E \fallingdotseq 3G$ の関係が成立する。

（4）体積弾性率（bulk modulus）

物体を圧縮して体積を縮めようとすると元の体積に戻ろうとする。このような性質を体積弾性という。一定の圧力 P（Pa）のもとで体積 V（m³）を保っている物体に，ΔP（Pa）だけ圧力を増したとき体積が ΔV（m³）だけ減少したとすると，この物体の体積のひずみ ε_v は次式より求められる。

$$\varepsilon_v = \frac{\Delta V}{V}$$

フックの法則により，$\qquad \Delta P = \kappa \varepsilon_v \quad$（Pa）

ここで，比例定数 κ を体積弾性率といい，その逆数を圧縮率（compressibility）という。

3. 粘　性（viscosity）

私たちの身の回りには，流れる食品や調味料がたくさん存在する。この流動に対する抵抗の大きさを粘性という。粘性とは液体の内部摩擦である。粘性の程度を，粘度，粘性率，粘性係数などと呼ぶ。

（1）ニュートン粘性（Newtonian viscosity）

　面積 A（m²）の二枚の平行板の間に厚さ H（m）の液体を挟み, F（N）の力が働くと, v（m/s）の速度で動くとする（図2-5）。

　最上部の液体は v（m/s）の速度で動くが, 液体の動く速度は下板からの距離に比例して変化し, 一定の速度勾配 $\dot{\gamma} = v/H$（s⁻¹）を生じる。液体の流動は薄い平行な層の重なりであり, 各層は少しずつ違う速度で一定の方向に動くとみなす。このような単純ずり流動をさせたとき, 流動の速度勾配 $\dot{\gamma}$ は, ずりひずみ γ の時間変化率を示すものであり, $\dot{\gamma} = d\gamma/dt$（s⁻¹）となる。これをずり速度（shear rate）という。ずり速度を起こすための応力をずり応力（shear stress）σ といい, $\sigma = F/A$（Pa）で表すことができる。

　ずり応力 σ がずり速度 $\dot{\gamma}$ に比例する場合, これをニュートンの粘性法則（Newton's law of viscosity）といい, 次式で示される。「通常の液体で外力と流動速度が比例する」というこの法則は, 1687年にニュートン（I. Newton）によって提唱された。

$$\sigma = \eta\dot{\gamma} \quad (Pa)$$

ここで比例定数 η を粘性率あるいは粘度という。ニュートンの粘性法則に従

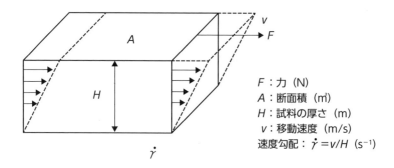

　　　　F：力（N）
　　　　A：断面積（㎡）
　　　　H：試料の厚さ（m）
　　　　v：移動速度（m/s）
　　　　速度勾配：$\dot{\gamma} = v/H$（s⁻¹）

図2-5　粘性流動

う液体をニュートン流体，ニュートン流体の示す粘性をニュートン粘性という。粘性率の単位はパスカル秒（Pa・s）である。ニュートン流体には水や油があり，水の20℃の粘性率は1（mPa・s）である。

（2）非ニュートン粘性（non-Newtonian viscosity）

水や油はニュートン流体であるが，液状食品（ゾル状食品）でニュートン流体のものはきわめて少ない。多くのゾル状食品はニュートンの法則に従わない非ニュートン流体である。高分子溶液，コロイド分散系の多くはこれに属し，デンプン糊液[2]やマヨネーズ[3][4]等が該当する。

非ニュートン流体では，ずり応力 σ とずり速度 $\dot{\gamma}$ は比例しない。そこで，特定のずり速度における粘性率としてみかけの粘性率 η_{app} として示す。

$$\eta_{app} = \sigma / \dot{\gamma} \quad (\text{Pa・s})$$

非ニュートン液体では，一般にずり応力 σ を，ずり速度 $\dot{\gamma}$ の関数 $\sigma = f(\dot{\gamma})$ として表すことができる場合が多い。ずり速度 $\dot{\gamma}$ に対するずり応力 σ の関係をグラフ上に描いたものが流動曲線である。非ニュートン流体のうち，ずり応力 σ がずり速度 $\dot{\gamma}$ のn乗に比例するような場合，次式で示されるような粘性をべき法則（power law）に従う粘性という。

$$\sigma = K\dot{\gamma}^n \quad n \neq 1$$

n = 1の場合はニュートン流動を示し，K（$= \eta$）は粘性率である。非ニュートン流動の場合，K は $\dot{\gamma} = 1\,(\text{s}^{-1})$ のみかけの粘性率であり，粘稠性係数（consistency index）という。nはずり速度の依存性を示す指数であり，流動性指数（flow behavior index）という。n＞1の場合をダイラタント流動（dilatant flow）といい，ずり粘稠化流動（shear thickening flow）を示す。

0＜n＜1の場合を，擬塑性流動（pseudoplastic flow）といい，ずり流動化流動（shear thinning flow）を示す（図2-6）。

非ニュートン流体のうち，ずり応力 σ をかけてもある応力 σ_y に達するまで

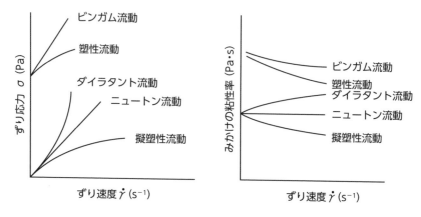

図2-6　ニュートン流動と非ニュートン流動

はずり速度 $\dot{\gamma}$ を生じない場合がある。流動を起こさせるに要する最小の応力を降伏応力（yield stress）σ_y という。また降伏応力 σ_y 以上の応力で流動を示すものを塑性流動（plastic flow）という（第4章 P.75 参照）。

（3）異常粘性

　粘稠な食品には異常粘性という現象がしばしば生じる。ここではそのうちダイラタンシー，チキソトロピー，レオペクシーについて説明する。曳糸性[5]についsee第4章参照のこと。

1）ダイラタンシー（dilatancy）

　片栗粉に水を加え急激に撹拌すると非常に硬くなり，かき混ぜていた箸などが折れそうになることがある。図2-7に示すように，ひたひたの水を加えた場合には空隙率が少ない最密充填状態であるが，急激に撹拌すると粗充填状態となり空隙率が増加し，水が吸い込まれたようになる。このように急激な外力（ずり）で体積が膨張し，液体を吸い込んで硬化する現象をダイラタンシーという。外力を取り除けば，再び流動性は回復する。粒子のみかけの体積が大きくなることから，膨らむ（dilate）という語に由来している。また，ダイラタンシーとは，速く流動させるには大きな力を必要とし，ゆっくりと流動させる

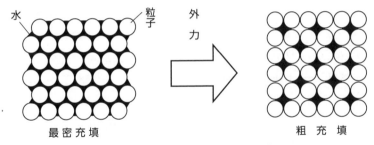

図2-7　ダイラタンシー現象の模式図

（川端晶子：食品物性学　レオロジーとテクスチャー，建帛社，p.40，1989.）

には小さい力でよいという性質を意味し，ずり速度との増加とともに粘度が増加する流動パターンがダイラタント流動である。

2) チキソトロピー (thixotropy)

　チキソトロピーとは，振とう，撹拌によって流動を増し，静置することによって流動しにくくなる，等温可逆的なゾルとゲルの変換現象である。ケチャップやマヨネーズは容器ごと長く放置すると，容器を傾けても流れにくいが，容器を振り動かして傾けると容易に流れる。しかし，また長く放置すると構造の回復がみられ，流動しにくくなる。

　図2-8に示したように，ずり速度 $\dot{\gamma}$ の増加とともに生じた構造破壊が復元す

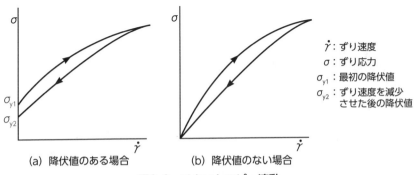

図2-8　チキソトロピー流動

（川端晶子：食品物性学　レオロジーとテクスチャー，建帛社，p.39，1989.）

るのにある時間を要し，下降曲線は上昇曲線の下方を通り，流動履歴曲線（ヒステリシスループ）を描くが，降伏値のあるものとないものがある。チキソトロピーの現象を示すゾル状食品は，ソフトな食感を与える。

3）レオペクシー（rheopexy）

　ずり速度 $\dot{\gamma}$ を増加させ，最大値に達したのち減少させていくと，図2-9のような履歴を示すものがレオペクシーである。下降時の流動曲線が上昇曲線の上方を通り，下降時に粘度が増大する現象をいう。これは，ずり速度を加えることにより，構造形成が促進されるために起こる。逆チキソトロピーと呼ぶこともある。レオペクシーの現象を示すゾル状食品は，重厚な食感を与える。

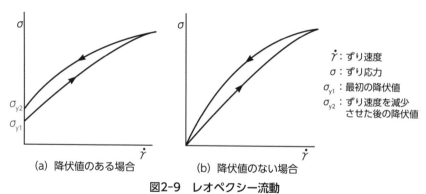

$\dot{\gamma}$：ずり速度
σ：ずり応力
σ_{y1}：最初の降伏値
σ_{y2}：ずり速度を減少させた後の降伏値

（a）降伏値のある場合　　（b）降伏値のない場合

図2-9　レオペクシー流動

（川端晶子：食品物性学　レオロジーとテクスチャー，建帛社，p.39，1989.）

4. 粘 弾 性 （viscoelasticity）

　食品は弾性体および粘性体をあわせもって構造を決定している。粘弾性を求めるには静的方法と動的方法があり，測定目的により選択するが，両者をあわせて行うことでより詳細な解析が可能となる。粘弾性は応力とひずみが正比例の関係，すなわちフックの法則が成立する微小変形領域で求めることができる。

（1）静的粘弾性

　静的粘弾性は，一定の変形あるいは一定の応力を与えて，その変形あるいは応力の時間的変化から求めるものであり，クリープ（creep）測定[6) 7)]と応力緩和（stress relaxation）測定[8)9)]がある。クリープ現象は一定の荷重下での変形・変化の挙動のことであり，応力緩和現象は試料に一定の変形を生じさせる条件下での応力変化の挙動をいう。これらの解析には力学的模型を用いる（第5章参照）。静的方法では，変化が比較的遅い現象を究明するのに適している。

力学的模型の要素

　食品は弾性要素と粘性要素をあわせもつことは前述したが，その様子を具体的に表すために力学的模型を利用する。これは複雑な物質の力学的挙動を直感的にとらえるのに有効な方法であり，スプリング，ダッシュポット，スライダーなどがある（図2-10）。

①スプリング（spring）

　フックの弾性体の力学的模型であり，図2-10（a）に示すスプリングで表す。

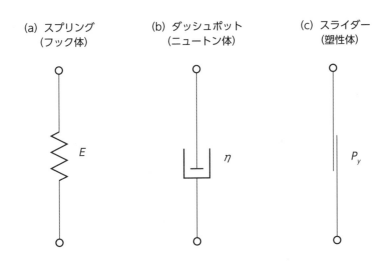

（a）スプリング
（フック体）

（b）ダッシュポット
（ニュートン体）

（c）スライダー
（塑性体）

E　　　　η　　　　P_y

図2-10　力学模型

スプリングのヤング率をEとすると，スプリングに応力Pを加えたときに理想弾性のひずみε_Hは次式より求められる。

$$\varepsilon_H = \frac{1}{E}P$$

②ダッシュポット（dashpot）

　ニュートン流体の力学的模型である（図2-10（b））。粘性液体で満たされた円筒内を運動するピストンを考える。ピストンの動く速度は，液体による抵抗に逆比例するものとし，また円筒と壁とピストンの間に摩擦はないものとする。ピストンの速度$d\varepsilon_N/dt$は，外力Pに比例し，ηは粘性率である。

$$d\varepsilon_N/dt = \frac{1}{\eta}P$$

③スライダー（slider）

　一般に降伏応力P_yをもつ塑性体の力学的模型で用いられる（図2-10（c））。応力Pがある値P_yを超えるとかけがねがはずれ，あるいは摩擦力を超えて運動がはじまる。スプリングと並列に組み合わせると塑性体模型，ダッシュポットと並列に組み合わせると塑粘性体模型として示される。これらを組み合わせたフォークト模型，マックスウェル模型，多要素模型については第5章を参照。

（2）動的粘弾性

　周期的な応力または変形を与えたときに起こる変形または応力の変化から得られる粘弾性現象を動的粘弾性という。動的方法はきわめて短時間に測定をすることができ，変化が比較的速い現象を究明するのに適している。温度変化による粘弾性挙動や，老化や変性による変化を明らかにする方法として有用である。粘弾性体に加わる周期的応力を正弦的応力$P(t)$とし，応力の振幅P_0，角周波数をωとすると，$P(t)$とひずみ$\varepsilon(t)$は次式として示される。

$$P(t) = P_0 \sin \omega t$$

$$\varepsilon(t) = \varepsilon_0 \sin(\omega t - \delta)$$

　ε_0はひずみの振幅，δは位相の遅れであり，損失角という。完全粘性体では
位相は90°遅れるために$\delta = \pi/2$となり，理想弾性体では$\delta = 0$，粘弾性体で
は$0 < \delta < \pi/2$となる。図2-11に正弦振動による応力に対するひずみの応答曲
線を示す。また，図2-12に複素平面上の複素応力P^*，複素ひずみε^*，複素
ひずみの時間変化率$\dot{\varepsilon}^*$を示す。

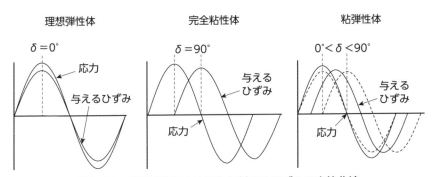

図2-11　正弦振動による応力に対するひずみの応答曲線

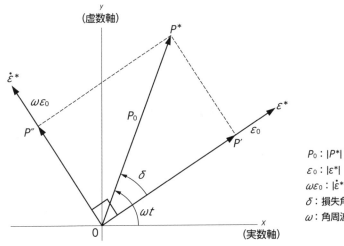

$P_0 : |P^*|$

$\varepsilon_0 : |\varepsilon^*|$

$\omega\varepsilon_0 : |\dot{\varepsilon}^*|$

δ：損失角

ω：角周波数

図2-12　複素平面上の複素応力 P^*・複素ひずみ ε^*・複素ひずみの時間変化率 $\dot{\varepsilon}^*$

複素応力 P^* は ωt の偏角をもつ複素数で示され，次式のようになる。

$$P^* = P_0 \exp(i\,\omega t) = P_0(\cos\,\omega t + i\,\sin\,\omega t)$$

実際の応力は複素応力 P^* の虚数部（y軸の成分）で表される。複素ひずみ ε^* は次式で示され，実際のひずみは虚数部で表される。

$$\varepsilon^* = \varepsilon_0 \exp(i\omega t - \delta) = \varepsilon_0\{\cos(\omega t - \delta) + i\,\sin(\omega t - \delta)\}$$

貯蔵（動的）弾性率 E' は弾性要素を表し，損失弾性率（動的損失） E'' は粘性要素を表す。P と ε の位相の遅れである位相差 δ に対する正接（tan），すなわち損失正接 $\tan\delta$ は次式のように示され，E' と E'' の比で表される。

$$\tan\delta = E''/E'$$

これら微小変形領域における静的および動的粘弾性測定では，測定条件の詳細な検討が必要である。特に試料の均一性と均質性が求められる[10]。試料表面の平行性や切断面の滑らかさなどに留意する。また，実験で得られたデータを先行研究と比較するには，測定条件の統一が前提である。

動的粘弾性は，食品においても多くの研究がされている。ゲルに関しては大豆タンパク質ゲル[11]，ジェランガム[12][13]，キサンタンガム[14]等，流動体では，介護食の物性[15][16]，パン生地[17]等の論文が多数ある。

5. 破断特性（rupture property）

粘弾性は主に微小変形領域の力学的特性として測定されるが，食品を食べるのには咀嚼が必要である。食品を咀嚼することは，食品を破断することであり，そこから得られる物性値は大変形領域の力学的特性となる。食品は，圧縮，引っ張りあるいはずりの力を加えると変形が生じる。力が大きくなると裂け目や割れ目を生じるが，試料が二つあるいはそれ以上に分離することを破断という。裂け目や割れ目が生じた段階では破壊という。

丸い形状と三角形状のもの，どちらが壊れやすいかというと，応力が三点に集中する三角形状のもののほうが壊れやすい。破断は物体の大きさや形に影響される。これらは寸法効果あるいは形状効果といわれる。また破断現象は，時間あるいは変形速度依存性を示すものである。破断は食品内部の目にみえないきずや，不純物等の影響が大きく，不確定な要素の大きな現象といえる[18]。

大変形領域のレオロジー測定としては，定速で圧縮あるいは伸長した際の応力とひずみの測定がある。このほか，テクスチュロメータ，レオメータなどの咀嚼現象を模した測定機器によるテクスチャー特性値の測定，カードメータによるゼリー強度測定や，ミートシアメータによる肉剪断力測定なども大変形領域の破断特性である。具体的な食品の破断特性については，各章を参照されたい。

定速圧縮（伸長）破断

食品に一定速度で圧縮あるいは伸長の変形を与えたときに，応力とひずみの関係は一般に図2-13（a）のような変化が示される。初期の応力とひずみが直線関係（0-A）にある弾性部，続いて応力の増加に従ってひずみも増大する領域（A-B），B点を超えると応力が増さないのにひずみが増大する塑性領域（B-C）があり，C点でついに破断が起こる。B点を降伏点といい，C点を破断点という。B点およびC点の応力とひずみを降伏応力P_y，降伏ひずみε_y，および破断応力（rupture stress）P_f，破断ひずみ（rupture strain）ε_fという。

食品の種類によっては，あるいは測定温度や変形速度などにより，塑性変形を経ずに破断する場合がある。これを脆性破断といい，この場合，降伏点と破断点が一致する（図2-13（b））。これに対して，だらだらと変形の進む塑性領域を伴う場合を延性破断，破断に要する仕事量を破断エネルギーという。破断エネルギーは単位体積あたりの破断に要する仕事量である。破断するまでの応力–ひずみ曲線（図2-13（b））の面積S（斜線部分）によって次式より求めることができる。

$$E_n = \int_0^{\varepsilon_f} P\mathrm{d}\varepsilon$$

　ここで，E_n は破断エネルギー，P は応力，ε はひずみである。破断応力は食品の破断に対する抵抗力に対応するものであり，破断エネルギーは食品の強靱さを示すものである。硬いが比較的わずかなエネルギーで砕けるもの，やわらかいがなかなか噛み切れないものなどを，破断応力と破断エネルギーを用いて表すことができる。もろいものの食品の代表はクッキーであり，和田らの一連の研究[19] [20] がある。強靱な食品の代表はかまぼこ[21] である。噛んだときの食感を思い起こせば，その違いが明らかである。

　破断特性値は測定条件によって変動する。試料の大きさや形状，プランジャーの形状，圧縮速度，圧縮率等よく検討してからの測定が望ましい。大変形領域の測定の場合も，微小変形領域の測定と同様に試料表面の平行性や試料の切断面のなめらかさなど表面の均質性が問題となる[22]。

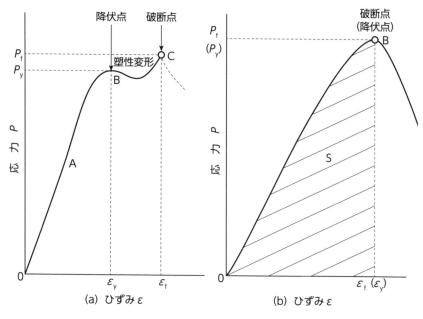

図2-13　応力-ひずみ曲線

引用文献

1）Reiner, M., Scott Blair, G.W.: Rheology, Erich, F.R.(ed), 4, 461, 1967.

2）平尾和子，村山祐子ほか：馬鈴しょでんぷん糊液の流動特性．家政学雑誌；36(1)；10-17，1985.

3）品川弘子，赤羽ひろほか：マヨネーズの材料配合比による流動特性の変化．家政学雑誌；32(8)；594-600，1981.

4）佐藤洋子，品川弘子ほか：マヨネーズの流動特性の温度依存性．家政学雑誌；31(9)；637-642，1980.

5）村山祐子，小林三智子ほか：でんぷん糊液の曳糸性．日本食品工業学会誌；33(4)；274-280，1986.

6）天野武雄，林明史ほか：澱粉ゲルの老化初期におけるクリープ挙動．応用糖質科学；42(4)；355-363，1995.

7）磯崎初恵，赤羽ひろほか：寒天ゲルの粘弾性　クリープと応力緩和解析．日本農芸化学会誌；50(6)；265-272，1976.

8）小川宣子，田名部尚子：加熱卵白の物性に及ぼす貯蔵の影響．日本調理科学会誌；22(2)；140-14，1989.

9）甘利武司，中村亦夫：アミロース・アミロペクチンゲルの応力緩和．日本レオロジー学会誌；6(1)；28-31，1978.

10）赤羽ひろ，中浜信子：調理におけるレオロジー測定（その１）．日本調理科学会誌；21(4)；245-253，1988.

11）小林三智子，赤羽ひろほか：大豆たんぱくゲルのレオロジー的性質について．家政学雑誌；32(9)；660-666，1981.

12）窪孝雄，藤田尚孝　ほか：ジェランガムのゲル化に与えるカルシウム濃度と冷却速度の影響．日本食品科学工学会誌；59(11)；545-555，2012.

13）三好恵真子，西成勝好：ジェランガム水溶液および多糖類混合系のゾル－ゲル転移近傍のレオロジー的・熱的性質．高分子論文集；55(10)；567-584，1998.

14）関根正裕，堀内久弥：キサンタンガムゲル中における動的粘弾性測定及び迅速粘度分析による各種デンプンの糊化温度特性．日本食品科学工学会誌；48(5)；321-327，2001.

15）熊谷仁，熊谷日登美：レオロジーと食品工学―嚥下障害者用介護食の物性を中心として．日本食品工学会誌；10(3)；137-148，2009.

16）高橋智子，川野亜紀ほか：ペースト状市販レトルト介護食品に対する客観的評価．日本家政学会誌；56(4)；223-232，2005.

17）石井和美，小林三智子：ホワイトソルガム粉で調製した生地と製パン性に関する研究．日本家政学会誌；72(2)；95-104，2021.

18）上市康子，大村公仁子　ほか：寒天ゲルの圧縮破断特性．家政学雑誌；31(9)；643-647，1980.

19）Wada, Y., Kuragano, T. et al.: Effect of starch characteristics on the physical properties of cookies. Journal of Home economics of Japan; 42(8)；711-717，1991.

20）倉賀野妙子，長谷川美幸，和田淑子：クッキーの圧縮破断特性．家政学雑誌；35(5)；307-314，1984.

21）森岡克司，志水寛：かまぼこのテクスチャーと押し込み破断特性．日本水産学会誌；56(3)；531-536，1990.

22）大越ひろ，中濱信子：調理におけるレオロジー測定（その3）．日本調理科学会誌；22（3）；173-182，1989.

参考文献

・川端晶子：食品物性学　レオロジーとテクスチャー，建帛社，1989.

・山野善正，大越ひろ監修：食品テクスチャーの測定とおいしさ評価　食品構造とレオロジー，咀嚼・嚥下感覚，機器測定・官能検査，調理・加工，エヌ・ティー・エス，2021.

・中濱信子，大越ひろ，森髙初恵：改訂新版おいしさのレオロジー，アイ・ケイコーポレーション，2011.

・中川鶴太郎：レオロジー第2版，岩波全書，2017.

・西成勝好　（矢野俊正編）：食品ハイドロコロイドの科学，第4章，朝倉書店，1990.

・西成勝好：食品科学工学とゲル．日本食品科学工学会誌；44(9)；681-688，1997.

・船見孝博：食品のレオロジー測定．日本バイオレオロジー学会誌；21；16-26，2007.

・種谷真一：食品物性と構造．日本食品科学工学会誌；44(7)，449-456，1997.

第**3**章　食品のテクスチャー

1．テクスチャーとは

　テクスチャー（texture）は，ラテン語由来で欧米語から日本に導入され，そのままの形でカタカナ書きで使われている。元々は織物・編物の質感，風合いを表す言葉であったが，現在では，触覚だけでなく，色調や音調にも用いられている。国際標準化機構 ISO（International Organization for Standardization）*では，力覚，触覚，場合によっては視覚や聴覚で知覚され得る，ある対象物の力学的，幾何学的および表面の属性と定義されている。

　人間は日常の食生活で，さまざまなテクスチャーの食品を体験し，他者と共有し，世代を超えて伝えてきた。人々の移動が活発になると，異なる地域の食物や食文化とともに，新しい食品テクスチャーに接するようになった。学術的研究としては，理想的な固体であるバネの弾性を示すフックの法則と，理想的な液体で流動のニュートンの法則を適用したころからはじまったと考えられる。この流れで100年以上も前から多くの研究が発表されてきたが，食品テクスチャーの体系的な学問としての発展は20世紀後半からである。

　食品のテクスチャーの定義としては，例えば米国IFT（Institute of Food Technologists）委員会が，「目および口中の皮膚または筋肉感覚で知覚される食品の性質で，粗さ，滑らかさ，粒状感等を含む」と規定している。また，ク

＊ISO 11036（2020）All the mechanical, geometrical and surface attributes of a product perceptible by means of mechanical, tactile and, where appropriate, visual and auditory receptors.

ラマー（A. Kramer）[1] は，テクスチャーは自重で自然には流動しない固形状
食品について用い，液状食品（すなわち重力下で流れる）については粘性や粘稠
性（コンシステンシー）という言葉を用いている。ここではニュートン流体につ
いては粘性，非ニュートン流体については粘稠性と使い分けている。

テクスチャーは，広義では視覚や聴覚により知覚される性質も含むが，狭義
では手や舌等の口腔内器官で触った際に，力覚や筋感覚で知覚される力学的な
性質，すなわち，舌ざわり，歯ごたえ，歯切れ，喉ごしなどの特性に限って使
われる場合もある。どんな食品であっても，食べるときには必ずテクスチャー
が認知されている。

テクスチャーの考え方には，食品を食べる人が感知表現するものと，レオロ
ジー的性質を中心とした食品自身の性質をさす場合があり，あえて区別するな
らば，前者を食感（mouthfeel），後者を物性（physical properties）というこ
ともできる。前章で力学特性であるレオロジーを扱ったので，触覚以外で感じ
るテクスチャーについてここで言及しておく。

多くの科学ビデオや食品のコマーシャルフィルムでは，触覚情報抜きにテク
スチャーを伝えている。

液体試料では，流してみると流動や伸びる様子が観察できる。流動しない固
体試料についても，押したり揺らしたりすれば変形度や変形と反応時間との関
係で力学的性質は推定できる。粗さ，方向性，均一性等の表面の特性も視覚的
に観察できる。しかし，ひとたび口の中に食物が入れば自分からも他人からも
みえないため，摂食中のテクスチャー認知には視覚は使えなくなる。

すべての食品にあてはまるわけではないが，試料をたたいたり壊したりする
ときに出る音により，テクスチャーが推定できる。同じ視覚や触覚であっても，
破壊音が異なると違ったテクスチャーに感じられる。2008年のイグノーベル賞
（栄養学賞）はポテトチップスを食べている人にヘッドホンから修正した咀嚼音
を聞かせると，テクスチャー感覚が変わることを示した研究に与えられた[2]。

以上のように，食品のテクスチャーには明解な定義があるとはいい難い。外
観や音によるものを含まず，皮膚や粘膜および筋肉の感覚から知覚される力学

的な性質に限定したとしても，テクスチャーは食品の物性の一部にしか過ぎない。なぜなら，人の感覚で検知できないような性質はテクスチャーに含まれないからである。

　レオロジー測定では，試料に与えられた応力とひずみ（または力と変形）およびその経時変化を調べる。一方，テクスチャーは，試料に接触する人の皮膚や粘膜に多数存在する感覚神経の終末，人の器官を運動させる筋肉の筋紡錘中にある機械受容器，関節に存在する機械受容器などの働きにより，圧力と組織の変形やひずみとして検出される。食品に触れるのは，指先や口腔領域の舌の先端部と口唇などで，触覚にかかわる受容器の密度がきわめて高く，人でもっとも二点弁別閾値が低い（3 mm以下，舌の先端では1 mm程度）とされている領域である。さらに，指や舌を動かすと，止めているときよりも感度が十倍以上も高くなることが知られている[3]。しかし，人が検出可能な力，変形，時間の範囲には限りがある。レオロジー測定で得られる応力が人の感度より高すぎ（場合によっては逆に低すぎ），変形が小さすぎ，時間が短すぎ（あるいは長すぎ）たりするために，知覚できない場合もある。このような場合には，試料の物性値が明らかに異なっていても，テクスチャーには影響しない。

2. 食品テクスチャーの測定法

　食品テクスチャーの研究は1960年代に体系づけられ，大きく分けて客観的方法である機器測定か主観的方法である官能評価かが用いられてきた（図3-1）。前節で述べた定義にもあるように，テクスチャーは人が知覚し表現するものなので，本来，機械だけでテクスチャーを分析することは不可能である。図3-1に示したように，機器測定では食べる前の食品の物理化学的性質を調べ，官能評価では少なくとも食べはじめた後に知覚されたテクスチャーを調べる。機器測定の基礎となるのは，流動や変形を扱うレオロジーで，客観的に食品の構造や物性を示すのが特徴である。固形食品を食べるときには，噛み砕かれるため，破断特性も測定しなくてはならない。また，舌ざわりや付着性はレオロジーだ

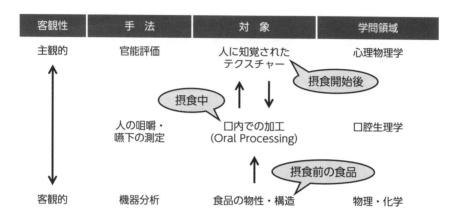

図3-1　食品テクスチャーの測定法

(Kohyama, K.: Food texture – Sensory evaluation and instrumental measurement, "Textural Characteristics of World Foods", Nishinari, K. ed., p.3, 2020. より改変，日本語に訳)

けでなく摩擦などの表面の特性を扱うトライボロジー（tribology）にも関係している[4,5]。

　一方，官能評価は人に知覚されたテクスチャーの評価であり，サイコレオロジー（psychorheology）と呼んでもよいであろう。人の感覚が検出器となるため，個人差，満腹度，飽き，疲労などの影響がある。

　近年，咀嚼・嚥下中の食品物性を知るために，人の生理的計測が行われるようになってきた。図3-1に示したように，食品テクスチャーを理解するためには，人が触れる前，特に口に入れる前の状態を示す機器測定値と人の感覚とを結びつける口腔過程の研究が必要という考え方に基づくものである。

（1）機器測定

　機器によるテクスチャー評価法は，大きく三つに分けられてきた。基礎的方法，経験的方法，模擬的方法である。

1）基礎的方法

　食品に限らず一般のレオロジーで用いられている方法で，粘度や静的／動的粘弾性測定などである。物理的意味が明確に定義された物性値が得られ，食品

ではない材料にも共通だが，テクスチャー感覚とあまりあわないことが多く，「学術的だが現場の役に立たない」と評されることも多い。

2）経験的方法

古くから食品製造や開発評価の現場など，業界で利用されてきたものである。物理的意味は不明確であるが，評価したい食品の性質と測定で得られる値との関連が，経験的に知られている。例えばB型粘度計，ジェリー強度計，ペネトロメータ，カードメータなどを用いて，みかけの粘度，貫入度，破断強度などを求めるものである。日本産業規格（JIS）や日本農林規格（JAS）など，食品品質評価の公定法に決められるなど，食品産業の現場では便利に使われているものが多数ある。

経験的方法は，一種類の食品についてある項目だけの評価のように，限定された狭い範囲においては，テクスチャー特性値を示す指標になり得ている。しかし，装置に汎用性がなく，違う対象に拡張することが難しい。単位がその装置特有なことが多く，同じ原理を用いていても装置が異なると互換性がないのも欠点である。学術的とはいい難く，一般論として比較するのは問題があるが，「数値の意味はよくわからないものの実際の役に立つ」のが特徴である。

3）模擬的方法

手で捏ねる，かき混ぜる，伸ばす，咀嚼する，などの実際に食品が扱われるような条件をまねた機械を用いるものである。生地の評価に使うブラベンダー（Brabender）社のアミログラフ（第7章参照）やファリノグラフ（第9章参照）等も知られているが，食品テクスチャーに多用されているのは，咀嚼動作を模擬した装置で，米国ゼネラル・フーズ社のツェスニアク（A. S. Szczesniak）らが開発したテクスチュロメータである。単位はブラベンダーユニット（B.U.）やテクスチュロメーターユニット（T.U.）等，その装置に特有のものである。図3-2に示すテクスチュロメータによる測定曲線から求めた，食品の硬さ（hardness），付着性（adhesiveness），凝集性（cohesiveness）などの測定値は，官能評価値とよく相関することが示されている（図3-3）。テクスチュロメータは，1950年代にマサチューセッツ工科大（MIT）が開発した義歯を用い

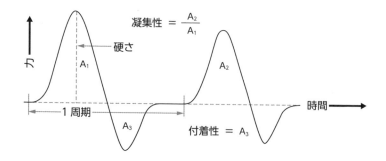

図3-2　テクスチュロメータによるテクスチャー試験曲線

(Friedman, H. H., Whitney, J. E., Szczesniak, A. S.: The texturometer—A new instrument for objective texture measurement. J. Food Sci.; 28; 393, 1963. より改変，日本語に訳)

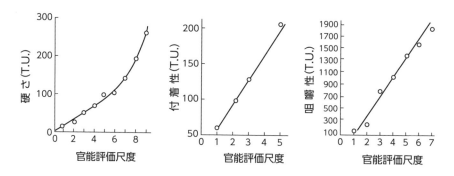

図3-3　テクスチュロメータによる測定値とパネルによる官能評価値との関係

(Szczesniak, A. S., Brandt, M. A., Friedman, H. H. : J. Food Sci. ; 28; 401, 402, 1963. を日本語に訳)

た装置の改良版である。義歯の形状は複雑過ぎたため，テクスチュロメータで
は歯一本に相当するプランジャー（押し棒）を用いることになった。通常は，
食品試料を二回噛んで，一回目の最大荷重値を硬さ，プランジャーを引き上げ
るときに出る負の力の面積で付着性，一回目と二回目の正の部分の面積比で凝
集性を求める（図3-2）。人の咀嚼運動に似せた円弧状の運動をするため，食品
にあたる角度や速度が，試料の大きさによって変化し，食品試料を破断すると

きの仕事量は求められない。

　現在ではボーン（M. C. Bourne）らが提唱した，広く市販されている等速直線運動を行う装置を用いて，二回圧縮引っ張りを繰り返す方法（texture profile analysis, TPA）が採られる場合が多い。等速運動であれば，仕事量は荷重の時間積分，すなわち図3-4における曲線下の面積に比例する。またプランジャーが試料に直角方向からあたるため，硬さの荷重値をプランジャー断面積で除して，応力の単位で表現することができる。

　図3-4は，一軸引っ張り圧縮試験機を用いて，等速の2バイトTPA試験を行ったときの，典型的なテクスチャー曲線の例である。これから，表3-1に示す，硬さ，付着性，凝集性などの，テクスチャー感覚に近いパラメータが求められる。この三つのパラメータが最も基本的であるが，もろさや弾力性を求めたりすることもできる。二次パラメータとして，ガム性や咀嚼性も計算できる。ガム性は半固形食品を飲み込める状態にまで砕くのに必要なエネルギー，咀嚼性は固形状食品を嚥下できる状態にまで咀嚼するのに必要なエネルギーとされ

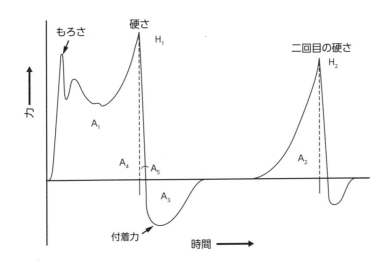

図3-4　等速直線運動をする装置による2バイトテクスチャー試験曲線

(Bourne, M. C.: Texture profile analysis. Food Technology; 32(7); 63, 1978. より改変，日本語に訳)

表3-1　2バイト試験曲線のパラメータ

項　目	試験曲線からの解析法
基本パラメータ	
硬　さ hardness	一回目の圧縮曲線における最大荷重。破壊荷重とは必ずしも一致しない。力の単位。
付着性 adhesiveness	一回目のプローブ引き上げに伴う，曲線で負の荷重のかかっている部分の面積。等速運動であれば仕事またはエネルギーの単位。
凝集性 cohesiveness	二回目の圧縮曲線下の面積の一回目の圧縮曲線下の面積に対する比。0〜1の間の単位のない数値。
食品によって用いるパラメータ	
粘　り stickiness	一回目の引き上げ曲線における負の最大荷重値。力の単位。
弾力性 springiness	一回目の圧縮距離に対する二回目の圧縮距離。二回目と一回目の圧縮距離の比，または差で求める。
もろさ fracturability	試料の破壊により最初に荷重が減少するときのピーク荷重。青果物など，荷重最大値であるかたさが破壊点よりも後ろに出現する場合に用いる。力の単位。
もろさ brittleness	試料破壊後に再び荷重が上がりはじめるまでの荷重の落ち込み量。力の単位。
二次パラメータ	
咀嚼性 chewiness	硬さ×凝集性×弾力性。固形状食品を嚥下できる状態になるまでの必要エネルギー。
ガム性 gumminess	硬さ×凝集性。半固形状の食品を飲み込める状態になるまでの必要エネルギー。

（神山かおる：テクスチャー特性. 食感創造ハンドブック，サイエンスフォーラム，p. 189, 2005. から改変）

る。TPA測定を行うと，前者は硬さ×凝集性×弾力性，後者は硬さ×凝集性で自動的に計算できるため，両方を示している論文があるが，本来の定義を考えてどちらかを使うべきである。

　さらに，一回目と二回目の圧縮率を変えたり，三回以上の圧縮動作を行わせたりする応用法もある。このような測定機器でも，複雑な咀嚼条件を模倣することは不可能であり，テクスチャー特性を説明することは難しい。プランジャーが圧縮から引っ張りに移行するとき，装置の慣性のために厳密な等速運動は成立しないこと，一般に装置の速度は咀嚼の最大速度よりも一桁程度遅いことは避けられない欠点といえる[6]。咀嚼を模倣している装置ではあっても，実際の咀嚼では試料に歯が触れる前や開口時に最大速度が出現し，食品を押し

つぶしているときの速度は大きく減速するなど，等速ではない点に注意したい。

　前歯で噛み切るには楔型プランジャー，臼歯で噛みつぶすには細い円柱型プランジャーが歯の形状に近いと考えられている。そのほかにも，義歯や上下の前歯の形をしたものなど，等速直線運動をする装置に取りつけられるさまざまなプランジャーが考案されている。

　食品テクスチャーを機器測定で評価する場合，最大の問題点は，得られた値がテクスチャー感覚とあわないことが多い点である。この主な原因は，複雑な人の咀嚼を機器が再現できていないことに由来する（表3-2）。レオロジー的性質は温度や速度依存性が大きいので，これらの条件設定が機器測定で困難となれば，当然，機器測定ではテクスチャーを示すことはできない。

　食品のレオロジー的性質は，テクスチャーの本質であるが，知覚されない性質はテクスチャーに含まれない。基礎的なレオロジー特性よりも，模擬的方法や人の咀嚼計測等の方が食品テクスチャーを説明しやすいことが多い。機器を用いてテクスチャー測定を行う場合は，食品のどのような性質を知りたいのか，それは機器で測れるのかを吟味する必要がある。

表3-2　機器測定と人の咀嚼との違い

項　目	機器測定	人の咀嚼
動　作	直線的または正弦波状など	複雑な下顎運動
回　数	一回または複数回 通常同じ動作の繰り返し	試料の物性にあわせて回数，動作が変化
速　度	等速が多い 機器によるが最大10 mm/sくらいまで	変速 最大速度は第一大臼歯で30〜100 mm/s
上下顎の接触	力学センサを壊すおそれがあり，通常は接触させない	接触することが多いが，摂食時には速度が落ちる
装置の変形	無視できる	歯は実質変形しない 舌，頬などの筋肉・皮膚は変形
検出器	変位と荷重または圧力 安定	変位量と圧力，温度，痛みなど多数 三次元的な力を検知 不安定，順応や疲れ
温　度	一定，室温が多い	試料温度から体温へ変化
水分量	一定，通常は環境湿度で測定	大きく変化，唾液吸収

（川端晶子：食品とテクスチャー，光琳，p. 167, 2003.を改変）

（2）官能評価

　感覚的性質であるテクスチャーを測定するには，本来は官能評価が向いているが，客観的な機器測定も古くから行われている。

　官能評価（sensory evaluation）は，感覚測定や官能検査，官能試験などとも呼ばれることもあるが，人の感覚により対象物の性質を評価する方法である。評価者の集合をパネル（panel），一人ひとりをパネリスト（panelist）と呼び，言葉によって対象の特性を主観的に表現する。

　官能評価法は客観的な機器測定と比較して，複雑な特性を表現することができる点が優れている。例えば，粘弾性特性など物理量で示される性質や栄養成分量などは，機器により客観的に調べられるが，食品テクスチャーの中でも，食べごたえ，喉ごし，食後の満足感などの複合的な特性は，理化学的手法ではまず表現が不可能である。味覚物質やにおい成分は定量できても，人の感じる味やにおいが解析できないのと同じで，テクスチャーを生じさせる物理的特性は機器で測定できても，テクスチャー感覚は表現できない。

　一方で，個人差，パネルの空腹度，体調，飽きや疲労，ほかの感覚との相互作用，他人や試験環境などにより影響され，客観的手法よりも再現性や普遍性が劣っている。食品に必要なおいしさ，最終的な食品の価値は主観的な判断により決まる。現状では，食品としての総合評価や好き嫌いを示すほかの有効な方法がなく，食品開発や品質評価において官能評価を欠くことはできない。

　官能評価を行うときには，まず用語を適切に選び，食品のどのような性質を表現しようとするのかを明らかにする。1960年代に2バイトテクスチャー試験法による機器測定値と官能評価値との高い相関関係が報告されて以来，テクスチャープロファイル（texture profile）法が利用されてきた。表3-3は日本語と英語でよく使われるテクスチャー用語である。日本は硬さ・やわらかさがもっとも評価されるテクスチャーだが，欧米ではクリスプネス（crispness，crisp，crispy）がもっとも多い。よく食べる食品のテクスチャーの特徴に由来するものであろう。1970年ころから，世界でテクスチャー用語が収集され，国

表3-3　よく用いられるテクスチャー用語

日　本	(英語表記)	USA	(日本語表記)
硬い	(Hard)	Crisp	(パリパリ, シャキシャキ, コリコリ)
やわらかい	(Soft)	Dry	(乾いた)
ジューシー, 汁っぽい	(Juicy)	Juicy	(ジューシー, 汁っぽい)
噛みごたえのある	(Chewy)	Soft	(やわらかい)
脂っこい（油っこい）	(Greasy (Oily))	Creamy	(クリーム状の)
粘っこい	(Viscous)	Crunchy	(カリカリした)
つるつるの	(Slippery)	Chewy	(噛みごたえのある)
クリーム状の	(Creamy)	Smooth	(なめらかな)
コリコリ	(Crisp)	Stringy	(すじっぽい)
カリカリ	(Crunchy)	Hard	(硬い)

（日本語は Yoshikawa, S., Nishimaru, S., Tashiro, T. et al.: Collection and classification of words for description of food texture 1. Collection of words. Journal of Texture Studies; 1, 440, 1970. より改変, 英語は Szczesniak, A. S. and Kleyn, D. H.: Consumer awareness of texture and other food attributes. Food Technology; 17(1); 76, 1963. より改変）

際共同研究で整理されてきた中で，日本語のテクスチャー用語の多さが注目されるようになった。日本語のテクスチャー表現を収集・整理すると，諸外国語に比べてきわめて多く445語もあった[7]。日本語では，パリパリ，とろとろ，ねっとり等の擬音語・擬態語のテクスチャー表現が多様である。このことより，日本人は食品を味わう際に，テクスチャーを重要視するといえるであろう。実際，ところてんやこんにゃく等，栄養価値も味もほとんどなく，主にテクスチャーを楽しむ食品が日本には存在する。地域差はあまり大きくないが，年齢によりテクスチャー語彙が異なり，高齢層の方が広い語彙をもつ傾向にある。

官能評価に用いる用語は，パネルと試験実施者との間で共通の認識がなければならない。反対に外部に公表しないのならば，用語やその定義が世間一般で用いられる意味と異なっていても技術的な問題はないだろう。いかに少ない用語で食品テクスチャーを適切に表現できるか，パネルに提示する用語の選択およびパネルの出した用語の解釈は，官能評価を実施する者の腕のみせどころであり，ゆえに官能評価実施者には用語の定義や判断基準をパネルに理解させるために，高い言語能力が必要であろう。

官能評価は，分析型と嗜好型に二分できる。さらに分析型官能評価は，人が対象物の特性を網羅的に調べる記述型と，試料間の違いを調べる識別型に分け

られる[8]。分析型官能評価では，人の感覚を用いて対象物の特性を知ることを目的とするので，パネルは，用語の定義および絶対的あるいは標準試料に対する感覚強度の答え方を十分に理解し，好き嫌い感情を捨て客観的に答えることが要求される。特性の知覚や差の検出能力，判断の再現能力など，基準を決めて選抜し訓練する必要がある。必要な人数，選抜基準や訓練方法は目的に応じて異なるが，比較的少数の訓練されたパネルで行う場合が多い[8,9]。

　一方，嗜好型官能評価では，好き嫌いや受け入れやすさ，好ましさなどの試験で，ある食品試料を対象として人の集団の特性を知ることを目的とする。用語の定義や手法は，人によって違う解釈とならないように説明する。市場調査を目的とする場合，訓練を受けていない，先入観のない一般消費者を偏りなく選ぶ必要がある。菓子なら幼児，介護食なら高齢者，主な購買者である主婦など，調査対象となる母集団を代表するように選ぶ[9]。成人よりは手間がかかるが，一対一のインタビュー方式で顔の絵で選択させるなどの方法を採用すれば，3歳児でも官能評価が可能である。最低でも50名程度，場合によっては1000名以上のように多数の回答者が必要である[9]。

　測定するとき，用語とともに尺度（scale），すなわち対象に割りあてる数値が重要である。表3-4に示したように，名義，順序，間隔，比（または比例）尺度がある。機器測定で得られるデータは，比尺度（少なくとも間隔尺度）をもつのが普通だが，官能評価では次のように四種類とも出現する。

　口腔内にある試料やある特性の有無の検知，大きさや形の識別，ある特性によって試料の分類（classification）の際には，名義尺度が用いられる。二点識別法（paired-comparison test），一対二点試験法（duo-trio test），三点試験法（triangle test）ほかで調べることができる。食品は複雑系なため，一つの条件を変えたときにテクスチャーが変化するかどうかは予想がつきにくく，このような識別試験（discrimination test）も有効であろう。

　定性的（qualitative）官能評価は，食品の特性やその差異を，正確に詳細に描写しようとするものである。また，パネルの自由なコメントは貴重な定性的情報を与えるものである。記述試験（descriptive test）では，用語を選択肢の

表3-4　四種類の尺度

名　称	意味がある項目	導かれる統計量	具体例
名義尺度 nominal scale	名前	数，頻度，比率，定性相関係数	陸上選手のナンバー
	等価性	分類	試験番号
順序尺度 ordinary scale	順位	上に加え累積度数，中央値，順位相関係数	陸上競技の順位
	大小関係	大小	順位法の評点，熱さの強弱
間隔尺度 interval scale	距離	上に加え平均値，標準偏差，相関係数	選手間の距離差・時間差
	差の大小	データの加減	基準からの強度差，摂氏温度
比 尺 度 ratio scale	原点からの距離	上に加え幾何平均，変動係数	陸上競技のタイム
	比の大小	データの乗除，対数表現	何倍かを定量的に答える強度，絶対温度

（川端晶子：食品とテクスチャー，光琳，p. 152, 2003.）

中から選ばせるか，自由に用語を答えさせる方法があり，主に評価用語を収集するときに活用されている。官能評価により，等級づけ（grading）や格づけ（rating），順位づけ（ranking）を行うことは多いが，等級づけなら名義または順序尺度，格づけ・順位づけなら順序尺度が得られる。

　定量的（quantitative）官能評価は特性を数量化する方法で，定量的記述分析法（quantitative descriptive analysis，QDA）が多用されている[8]。定量するには尺度を用いて点数をつける。カテゴリー尺度（category scale）は，図3-5に示すような，5，7，9個といった奇数の区分をつくっておき，パネルに選択させるもので，順序尺度が得られる。一方，決められた長さの直線上に印を入れさせる線尺度（line scale）は，連続的な間隔尺度とみなせる。図3-5の例は，上から強度，対比，好き嫌いを問う線尺度である。採点法（scoring）では，数字をふった尺度にパネルが印をつける。比尺度を強度について用いると，マグニチュード評価（magnitude estimation）法となる。標準試料に対して，何倍の感覚強度があるかをパネルが答えるものだが，感覚強度は刺激強度のべき乗に比例するというスティーブンスの法則（Stevens' law）に基づくサイコレオロジー的な取り扱いができる特徴がある（第4章 p.81参照）。

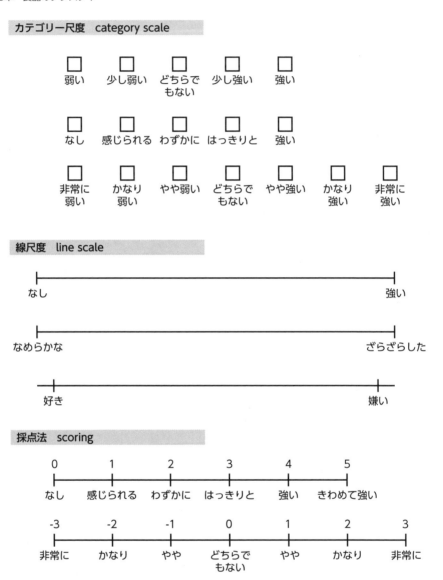

図3-5　官能評価による尺度づけの例

　嗜好型の官能評価では，特性が対象者の感覚・感情を表すことになるが，二点嗜好法（paired preference test），順位法，採点法など，定量的官能評価法の応用で解析できる。

　テクスチャーの官能評価は，テクスチャープロファイル法が代表的手法といえる。機器測定でも用いられているが，TPAと呼ばれることが多い。

　TPAにおいて，第一の基本は，食品特性によるテクスチャープロファイルである（表3-5）。食品物性を，硬さ，粘性，付着性などの力学的特性，大きさや形状，分散状態に関係する幾何学的特性，水分や脂肪含量にかかわる表面特性に分けて考える。それぞれの物理特性を表現するテクスチャー用語をパネルに示し，定義し，判定方法を理解させる。硬さ，粘性，付着性，弾力性，凝集性，もろさほかについては，定義や標準尺度がある。

　第二の基本的考え方は，摂食過程を考慮したテクスチャープロファイルであ

表3-5　食品の特性によるテクスチャープロファイル

性　質	一次パラメータ	二次パラメータ	代表的な用語（表現）
力学的特性	硬　　さ	――	やわらかい，硬い
	凝　集　性	も ろ さ	ボロボロした，バリバリした，もろい
		咀　嚼　性	しなやかな，噛みごたえのある，噛みにくい
		ガ　ム　性	サクサクした，粉状の，糊状の，ガムのような
	粘　　性	――	さらさらした，ねばっこい
	弾　　性	――	可塑性の，弾性の
	付　着　性	――	べとべとした，くっつきやすい
幾何学的特性	粒子の大きさと形	――	塊状の，粒状の，ざらざらした，なめらかな
	形状と会合状態	――	繊維状の，層状の，結晶状の，スポンジ状の
その他（表面の特性）	水分含量	――	乾いた，湿った，ぬれた，汁気の多い
	脂肪含量	油っこさ	油っこい
		脂っこさ	脂っこい

（川端晶子：食品とテクスチャー，光琳，p. 154, 2003.）

る。摂食は，表3-6にあるようないくつかの相（phase）に分けて解析することができる。食物を目でみて認知し，口に取り込み，歯で噛み，食塊をつくり嚥下する。摂食過程に従って，認知できるテクスチャー特性が変化していく。摂食過程を考慮したテクスチャープロファイルは，例えば，① 食べる前，② 口に入れた瞬間，③ 一噛み目，④ 咀嚼初期，⑤ 咀嚼後期，⑥ 食塊形成時，⑦ 嚥下時および⑧ 嚥下した後，のように時間の流れに従って解析できる。テクスチャーは食品の動的な性質である。

　通常の官能評価は，パネルが一つの試料を食べた後に回答するが，動的な性質，つまり時間変化する性質を調べるために，近年では動的な官能評価法が行われることが増えてきた。時間−強度（Time-Intensity, TI）法は，ある一つの感覚特性を検知してから感じなくなるまで連続的に強度を答えるもので，フレーバーリリースの評価では一般的だが，テクスチャーでは感覚粘度などについて行われている。

　官能評価で答えられる頻度はおおよそ１秒間に一回程度であろう。咀嚼の周期は１秒間に一〜一回半程度であり，一噛みの間にも食品の状態は変化するため，通常の咀嚼を行いながらテクスチャーの時系列的な官能評価を行うのは困難である。TI法の応用として，ある時間ではなく，咀嚼一回ごとにテクスチャー特性を答える方法も試みられている。TI法を二つの属性で同時に試みた

表3-6　摂食過程にしたがったテクスチャープロファイル

段　　階	摂食過程	代表的な食品のテクスチャー特性
1	食べる前	外観，幾何学的特性
2	口に入れた瞬間	硬さ，粘性，吸水性
3	一噛み目	破壊特性，もろさ
4	咀嚼初期	付着性，噛みごたえ，回復性
5	咀嚼後期	食物の破壊度，水分量・油脂量変化
6	食塊形成時	口腔内への広がり方，食塊のつくりやすさ
7	嚥下時	飲み込みやすさ，喉ごし
8	嚥下した後	口腔内・喉への残存感

（川端晶子：食品とテクスチャー，光琳，p. 156, 2003. を改変）

例もあり，肉のやわらかさとジューシーさについての報告がある[10]。

　多くの属性といってもあらかじめ提示された数個～十個程度から，その時点でもっとも強い属性を選択するtemporal dominance of sensations（TDS）法がある。記述的官能評価の時系列評価にあたる。選択肢の中から，そのときに感じられるすべての項目を選ぶtemporal check-all-that-apply（TCATA）法は，強度を問わないため，TDS法と比べて訓練が容易と知られている[8]。パネリストの回答をあわせれば，時間に対する属性の強度変化を解析できる。

（3）生理学的評価

　生理学的評価は，人の感覚で検出し，個人差や疲労の影響があるなど，官能評価法と同じ特色がある。官能評価で言葉と尺度でテクスチャーを表現する代わりに，生理的計測では人に取りつけたセンサが出力する物性値，すなわち客観的方法の最大利点である単位のついた数値が得られる。したがって，生理的計測ではテクスチャー感覚にあった客観的数値が出せる可能性がある。ゆえに，生理的計測のデータは，食品試料間だけでなく被験者間での比較もできる。同一被験者内での相対値に着目して食品試料の評価を行うだけでなく，被験者間の能力差をみられる特徴がある。異なるテクスチャー感覚をもった，高齢者や症病者など用の食品評価には，官能評価と機器測定では不十分だと考えられる。

　生理学的評価法を分類すると，口腔内にかかる力または圧力の測定，運動の測定，その運動に用いられる筋肉からの筋電位測定，の三種に分類できる。これらの方法はそれぞれ，レオロジー測定で行われる，力または圧力の検出，変位や変形の検出，運動に要する動力の検出に相当する。どれも，経時的に測定できるため，咀嚼中における食品物性の変化に対応できる。例えば，食品を噛む歯にかかる力とその歯の運動を同時に測定することによって，レオロジー測定装置で得られる力と変位の関係が人の咀嚼データとして得ることができる。また，何か一つの測定法で咀嚼条件を正確に求めることにより，よりテクスチャー感覚に近いレオロジー機器測定条件を決定する一助となり，咀嚼を再現する装置の開発に応用できる。

　分析型官能評価では他人の感覚は表現できず，各人の回答が同じ対象物に対して同等になるようにキャリブレーション（調節）するため，感覚に個人差があったとしても調べられない。一方，生理的測定では，咀嚼力，咀嚼回数，摂食時間，口腔器官の移動距離等の数値は絶対値として得られるため，個人差がある項目は明確にわかる。同じ性別・年齢の被験者群であっても，個人によって計測された値が二〜数倍くらい異なる場合も少なくない。喫食者の食べ方の特徴や能力は，官能評価よりも生理的な計測を用いた方が解析しやすい。

　生理的計測値でテクスチャーを評価すると，個人差はあっても，食品物性と生理的計測値の関数の形や相対的な測定値は大きく変わらない。そこで，食品テクスチャーの評価には，同一被験者内で異なる食品の測定値の比較を行うことが普通である。この10年余りで生理的計測の精度は高まり，データ収集や解析もウェアラブルデバイスや人工知能（AI）の利用により容易になりつつある。末端の感覚器や運動ばかりでなく，おいしさや価値を判断している脳機能の測定も含めて，今後の発展が待たれる。

3. 摂食中の食品物性とテクスチャー設計

（1）食品物性と摂食様式

　前節で述べたテクスチャー測定法で，機器測定は物理学，官能評価は心理学，生理学的な評価は生理学を基礎とした領域である。機器測定は食品の物性が変わっても，機械は一定の動きをし，そのときの力学応答と変形またはひずみ，その速度を検出する。しかし，人は食品の物性性が変われば，評価する方法を変える。

　前章で述べたようにニュートン流体は，どのようなずり速度条件下でも一定の粘性値を示すが，食品はずり速度に粘性値が依存する非ニュートン流体である。スープを飲み込むときの粘性感覚は，いろいろな粘性値をもつニュートン流体と比較した結果，ずり速度が約50 s^{-1}であった（図3-6）。また，口腔内で

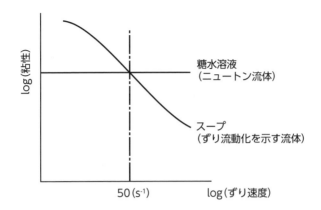

糖水溶液
（ニュートン流体）

スープ
（ずり流動化を示す流体）

50（s⁻¹）　　　log（ずり速度）

図3-6　スープを飲み込むときのずり速度

（Wood, F.W.: Psychophysical studies on the consistency of liquid foods. Rheology and Texture of Foodstuffs, S. C. I. Monograph; 27; 40, 1968. より日本語に訳.
神山かおる：テクスチャー特性．食感創造ハンドブック，サイエンスフォーラム，p. 189, 2005.）

の感覚粘性は，角速度50 rad/sで測定した動的粘性率とよく一致すると報告されている。より広い粘度範囲をもつ液状・半液状食品とニュートン流体との感覚粘度を比較すると，低粘度液体では，高ずり速度低ずり応力でずり速度の違いによって，高粘度液体の場合は反対に低ずり速度高ずり応力でずり応力を変えて評価していることが示唆されている（図3-7）[11]。スプーンで容器内の試料をかき回す，スプーンから試料を容器に流し込む，口ですする，舌と口蓋の間で圧縮する，嚥下するという，五通りの方法で粘度を官能評価したところ，舌と口蓋がもっとも高く，スプーンから流した場合がもっとも低いと知覚された[12]。舌で押すときはずり速度が遅く，嚥下や落下の場合は速いためだろうと考察されている。

　ツェスニアクとボーン*は，食品の力学特性（とくに弾性率）に応じて手で

＊Malcolm C. Bourne（1926.5.18～2016.10.3）と，Alina S. Szczesniak（1925.7.8～2016.7.23）は，テクスチャー研究の父と母である。それぞれ機器測定と官能評価の分野を体系化し多くの後進を育てた。Journal of Texture Studiesの第49巻2号（2018）は両先生の追悼号である。

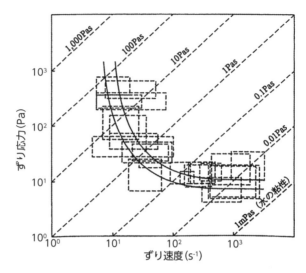

図3-7　口腔感覚粘度におけるずり速度とずり応力

(Shama, F., Sherman, P.: Identification of stimuli controlling the sensory evaluation of viscosity. 2. Oral method. Journal of Texture Studies; 4; 113, 1973. より改変，単位を変換，日本語に訳.)

触ったときの硬さの判断基準が異なると指摘している[13]。すなわち，クリームやプリンのようなやわらかい食品では流動性，レタスやトマト，パンの内層部のようなやわらかい固体では指でそっと触ったときの変形しやすさ，洋ナシやリンゴのような硬度になると指を突き刺したときの力で，生ニンジンのようにきわめて硬い固体になると，曲げやすさのように変形様式が変わる。

　低粘性の液体は，口腔内を速く移動し，嚥下されるまでの時間は短い。口腔内で食品が存在する位置を追跡する官能評価を実施したところ，粘性が上がるほど，食品が口腔内に留まる時間は長くなった[14]。また歯で噛む食品についても，物性に応じて咀嚼速度や時間が変化する。したがって，類似した物性をもつ試料同士であれば，一定の条件による機器測定値の比較は，テクスチャー特性を示すのに意味がある。しかし，咀嚼中にどんな食品でも著しく物性が変化することを考慮すれば，食べている途中のテクスチャー変化を機器測定で表現することは難しいだろう。

（2）フードシステムの中の摂食過程

　食品原料が農林水産業で生産された後，一次，二次さらに高次の加工を経て食品となり，さらに食べる直前には家庭で調理されて喫食される（図3-8）[3]。摂食過程は，月・年単位の長い時間を要することもある原料生産過程，数時間から数日をかけて行うことが多い食品加工過程，同じように数時間を要する消化・吸収過程に対して，きわめて短く，非平衡な過程である。

　このような「食べる」ときの食品の変化に着目されだしたのは今世紀に入ってからである。食品加工（food processing）に対して，food oral processingという学問領域が生まれ，国際会議が2010年から開かれている。副題は，「食べる」ことの物理学，生理学，心理学であり，食品科学と技術，口腔生理学と生物学，感覚科学，心理学，歯科学，生物物理学と生物化学，栄養学，そのほかの学際的な分野および産学の交流を目的としている[15]。

　最適なテクスチャーをもつ食品を設計するための概念図を図3-9に示す。右

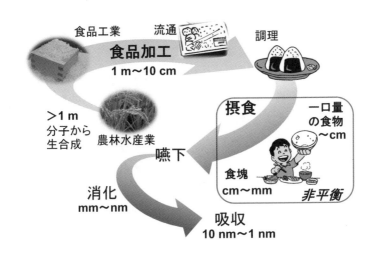

図3-8　フードシステムの中での摂食

（神山かおる：“和食の「おいしさ」とは-化学・物理・生物的要因とテクスチャー（食感）-”，化学と教育，63, 616, 2015.）

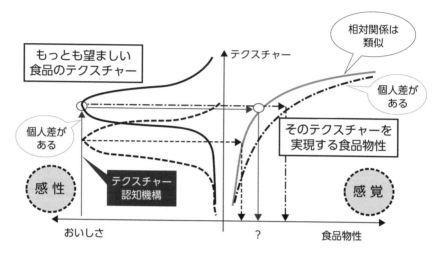

図3-9　テクスチャーの最適化

（神山かおる：食品物性評価における生理的計測の有用性. 経営システム; 26; 29, 2016. より改変.）

側は，食品の成分や構造により決定される食品物性と，それによって知覚されるテクスチャーとの関係で，感覚量には閾値や飽和値があり，多くの場合比例はしないが，単調に増加する関数である。左側は，テクスチャー感覚とおいしさとの間の感性の関数で，このような人の感性的な性質には最適値があり，高すぎても低すぎても不適になる。感覚関数も感性にも個人差がある。

　望ましい食品を設計するには，成分量や物性値など計測でき制御可能な因子を変化させて最適化させるが，その大部分が非線形に相互作用するというきわめて複雑な系が食品である。最近，感性を対象とする新しい食品科学が生まれ，その結果を応用した食品開発が，主に飲料等の液状食品でみられる[16]。しかし，テクスチャーがおいしさの主体となることが多い固形状食品では，摂食中のテクスチャーが大きく変化することから解析が困難で応用が遅れている[17]。

（3）食べることの意義

　フードシステムに話題を戻す。図3-8に示したように，食品の終点は食べら

れた後で消化・吸収されることといえる。この観点から考えれば，すべての化学成分を混ぜたジュース，錠剤，胃腸に直接注入する栄養剤も，一般の食品と同等の価値となる。しかし人は食品を加工し，より安全でおいしく食べられるように進化させてきた。もちろん，現在の食品加工技術ですぐに吸収できる形態にすることは難しくはないが，食べるという過程を省くとおいしさを感じられなくなるので，症病者向け等を除けば，食塊の状態に近い均一化した加工食品は少ない。仮に一食品が均一だったら，それに組み合わせて食べる食品は異なるフレーバーやテクスチャーをもち，食事として不均一にしている。食品の物性が食べている間に変化し，時間的に不均一な非平衡というばかりでなく，空間的にも不均一なことがおいしさの鍵といえる。

　テクスチャーはフレーバーとともに食品のおいしさに影響する二大要因であり，おいしさの主体である。米飯や麺類等，毎日毎食，多量に消費される食品においては，テクスチャーの影響がフレーバーより強く，歯で噛んで食べる固形状食品ではテクスチャーが，そのまま飲み込む液状食品ではフレーバーの影響が強いものが多い。相互関係でいえば，フレーバー因子である味やにおい成分が食品のテクスチャーを変えることは少ないが，テクスチャーは食品中の味物質やにおいをもつ分子の拡散速度を変えるため，間接的にフレーバーの強さを変化させる。口腔内に食品が存在する時間が固体状食品は液状食品より長く，その間にテクスチャーが変化していくために，テクスチャーのおいしさへの寄与がフレーバーよりも高いのではないかと考えられている。固形状食品は口に入れてすぐ味覚は感じない場合も多く，おいしさに及ぼす影響がテクスチャー優勢になる一因と思われる。一般に，液状・ゾル状食品の粘性が高いほど，固形状食品が硬いほど，同量の呈味成分やにおい成分を含んでいても，フレーバーは弱く感じる傾向がある[18]。また，自然な食品を摂取するときの単位量は，液状＞ゾル状＞固体状の順で小さくなり，固体状食品では硬いものほど小さくなる[18]。テクスチャーを変えることで，食品摂取量や満腹感を制御し，肥満を防ごうという取り組みも多数報告されている[18]。

引用文献

1) Kramer, A.: Definition of texture. Food Technology; 18; 304–307, 1964.

2) Zampini, M., Spence, C.: The role of auditory cues in modulating the perceived crispness and staleness of potato chips. Journal of Sensory Studies; 19(5); 347–363, 2004.

3) Kohyama, K.: Oral sensing of food properties. Journal of Texture Studies; 46(3); 138–151, 2015.

4) Sarkar, A., Soltanahmadi, S., Chen, J. et al.: Oral tribology: Providing insight into oral processing of food colloids. Food Hydrocolloids; 117; 106635, 2021.

5) Funami, T., Nakauma, M.: Instrumental food texture evaluation in relation to human perception. Food Hydrocolloids; 124; 107253, 2022.

6) 野内義之，安食雄介，飛塚幸喜ほか：2バイトテクスチャー試験における測定速度条件の検討．日本食品科学工学会誌；59(2)；96–103, 2012.

7) 早川文代：日本語テクスチャー用語体系, 2016. https://www.naro.affrc.go.jp/org/nfri/yakudachi/terms/texture.html

8) 今村美穂：記述型の官能評価／製品開発におけるQDA法の活用.化学と生物；50(11)；818–824, 2012.

9) 早川文代：官能評価パネルの選抜・訓練.化学と生物；50(8)；600–604, 2012.

10) Zimoch, J., Findlay, C. J.: Effective discrimination of meat tenderness using dual attribute time intensity. Journal of Food Science; 63(6); 940–944, 1988.

11) Shama, F., Sherman, P.: Identification of stimuli controlling the sensory evaluation of viscosity II. Oral method. Journal of Texture Studies; 4(1); 111–118, 1973.

12) Houska,W. E., Valentova, H., Novotna, P. et al.: Shear rates during oral and nonoral perception of viscosity of fluid foods. Journal of Texture Studies; 29(6); 603–615, 1998.

13) Szczesniak, A. S., Bourne, M.: Sensory evaluation of food firmness. Journal of Texture Studies; 1(1); 52–64, 1969.

14) Lee III, W. E., Camps, M. A.: Tracking foodstuff location within the mouth in real time: a sensory method. Journal of Texture Studies; 22(3); 277–287, 1991.

15) Chen, J.: Food oral processing − A review. Food Hydrocolloids; 23(1); 1–25, 2009.

16) 相良泰行：食感性モデルによる「おいしさ」の評価法.日本食品科学工学会誌；56(6)；317–325, 2009.

17) 神山かおる：テクスチャー解析によるおいしさの評価.化学と生物；47(2)；133–

137, 2009.

18）Bolhuis, D. P., Forde, C. G.: Application of food texture to moderate oral processing behaviors and energy intake. Trends in Food Science & Technology; 106; 445–456, 2020.

参考文献

・川端晶子：食品物性学　レオロジーとテクスチャー，建帛社，1989.

・Rhosenthal, A. J.: Food Texture: Measurement and Perception, Aspen, 1999.

・Bourne, M. C.: Food Texture and Viscosity: Concept and Measurement, 2nd Ed., Academic Press，2002.

・川端晶子：食品とテクスチャー，光琳，2003.

・西成勝好，大越ひろ，神山かおるほか：食感創造ハンドブック，サイエンスフォーラム，2005.

・日本咀嚼学会編：咀嚼の本—噛んで食べることの大切さ—，口腔保健協会，2006.

・日本咀嚼学会編：咀嚼の本2—ライフステージから考える咀嚼・栄養・健康—，口腔保健協会，2017.

・Nishinari, K. ed.: Textural Characteristics of World Foods, Wiley-Blackwell, 2019.

・Fang, Y., Zhang, H., Nishinari, K. eds., Food Hydrocolloids: Functionalities and Applications, Springer, 2021.

第4章 ゾル状食品の物性

1．ゾル状食品とは

　液状食品，すなわちゾル状食品は，外部からの力により流動する性質をもつ食品である。ゾル状食品は，スープやソースなど多岐にわたり，流動するという点が，外部からの力により破断する固形状食品やゲル状食品との違いである。マヨネーズやホイップクリームなどの塑性の性質を示す食品は，外部からの力により変形するが，破壊されるわけではないのでゾル状食品に分類される。

　ゾル状食品の物性（力学的性質）は，粘度という物性値で特徴づけられる。粘度は流体の流れにくさを表し，さまざまな機器で測定できる。粘度には，ずり粘度と伸長粘度があり，静的な手法と，動的な手法で測定される粘度がある。本章ではそれらの粘度について示すとともに，機器による測定について述べる。

　また，ゾル状食品の多くは，非ニュートン流体である。食品にみられる異常粘性は，食品に高分子やコロイドが分散した非ニュートン流体の物性に由来する。ニュートン流体では，温度が一定のときの粘度はある一定の値を示すのに対し，非ニュートン流体では，粘度は測定するときの変形速度に依存する。つまり，多くのゾル状食品の物性は，一つの粘度の値によって特徴づけられず，変形速度の違いにより変化することを示している。そのため，ゾル状食品では粘度と変形速度との関係を調べることが重要になってくる。非ニュートン流体における流動特性について，粘度の変形速度による変化とともに解析法についても本章で述べる。

2. 粘度の測定法

（1）毛細管粘度計

　図4-1のような円筒形の毛細管上部に液溜を取りつけ，そこに液体を注ぐと，その液体は毛細管内を定常的に流下する。毛細管粘度計では，液体が毛細管内から流れ出るのに必要な時間を測定することで粘度 η の測定を行う。液体の上下両端にかかる圧力差を ΔP とし，毛細管の半径を a，毛細管の中心軸からの動径距離を r，毛細管の長さを l とすると，r での液体の流速 v は次式で表され，これをハーゲン–ポアズイユ流（Hagen-Poiseuille flow）と呼ぶ[1]。

$$v = \frac{\Delta P}{4\eta l}\,(a^2 - r^2)$$

　単位時間あたりに毛細管から流れ出る液体量 q は，

$$q = \int_0^a v2\pi r\,\mathrm{d}r = \frac{\pi a^4\,\Delta P}{8\eta l}$$

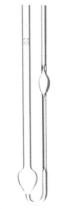
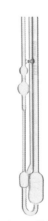

オスワルド粘度計　　　　ウベローデ粘度計
（柴田科学株式会社提供）

図4-1　毛細管粘度計

で表され，一定量Qの液体が毛細管から流れ出るのに必要な時間tは，

$$t = \frac{Q}{q} = \frac{8lQ}{\pi a^4 \Delta P} \eta$$

となり，tはηに比例するため，tを測定することでηを求めることができる。

レイノルズ数（Reynolds number）

　粘度計で粘度が測定できるのは，流体が平行な層をなす層流のときであり，層流では，流線は規則的な形をしており，互いに交わることはない（図4-2）。流速の速い流体では，流れは乱流となり任意の点での速度が時間とともに方向と大きさの両方で変化する（図4-2）。流れが乱流のときは毛細管粘度計の式は使用できない。乱流の発生は粘性力に対する慣性力の比によって決定され，この比をレイノルズ数という。半径aの毛細管を通る密度ρ，粘度η，流速vの流体の流れに対するレイノルズ数Reは，次式で表される。Reが約1000以下では層流が生じる[2]。

$$Re = \frac{2\rho v a}{\eta}$$

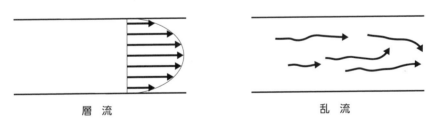

層　流　　　　　　　　　　　　　　　　　乱　流

図4-2　層流と乱流の模式図

（2）落球式粘度計

　図4-3のような太い円筒に液体試料を入れて，中央の細い管から，均一な密度の球を落とすと，円筒につけた上部標線から下部標線まで一定の速度で通過したとする。落球式粘度計では，球の通過時間tを測定することで液体試料の粘度ηを測定する。密度ρの液体試料の中を，半径a，密度ρ_0の球が一定速度v

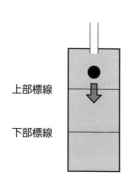

上部標線

下部標線

図4-3　落球式粘度計の模式図

で落下するとき，球にかかる重力$\frac{4}{3}\pi a^3 \rho_0 g$は，浮力$\frac{4}{3}\pi a^3 \rho g$と摩擦力$6\pi a\eta v$（ストークスの法則（Stokes' low））の和と釣り合うので，$\frac{4}{3}\pi a^3 \rho_0 g = \frac{4}{3}\pi a^3 \rho g + 6\pi a\eta v$となる[3]。これより粘度$\eta$は，

$$\eta = \frac{2a^2(\rho_0 - \rho)g}{9v}$$

となり，上部標線から下部標線までの距離をsとすると，$v = s/t$より，tからηを求められる。

（3）回転粘度計

　回転粘度計では，図4-4のような型に試料を入れ，軸を回転させたときの回転速度と回転に必要なトルク（抵抗）から粘度を測定する。円錐-平板（コーン-プレート）型では，円錐と円盤のなす角度がθで，角度Ωだけ回転させるとき（図4-5），軸からrだけ離れた位置における試料の厚さは$r\tan\theta$，ずり変位は$r\Omega$なので，ずりひずみγは，

$$\gamma = \frac{r\Omega}{r\tan\theta} = \frac{\Omega}{\tan\theta} \fallingdotseq \frac{\Omega}{\theta} \quad (\theta が微小なとき)$$

となる。つまり，この型ではrによらず試料内どの部分においても同一のγが生じる。試料全体が均一にひずんでいるので，試料の各部分は同一のずり応力σを示す。半径Rの円盤の，軸から距離rだけ離れた位置に微小な幅drの帯状領域（図4-5）の面積は$2\pi rdr$であり，この微小領域に含まれる試料が示す回転方向の力dFは$2\pi r\sigma dr$，トルクdMについては，$dM = rdF = 2\pi r^2\sigma dr$と表される。試料全体のトルクは，$M = \int_0^R 2\pi r^2\sigma dr = \frac{2\pi R^3 \sigma}{3}$となる。これより$\sigma$は，

$$\sigma = \frac{3M}{2\pi R^3}$$

となる[4]。σが時間tによらず一定値を示す定常流動では，γがtとともに直線

的に増加するため，1秒あたりのγの増加分であるずり速度dγ/dtもtによらず一定値を示す。このとき粘度ηは，

$$\eta = \frac{\sigma}{d\gamma/dt}$$

としてσとdγ/dtから算出される。

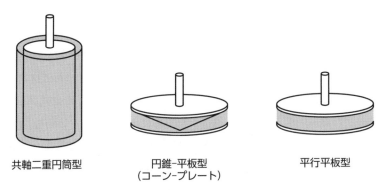

共軸二重円筒型　　　　　円錐–平板型　　　　　　平行平板型
　　　　　　　　　　　（コーン–プレート）

図4-4　回転粘度計で用いられる代表的な型

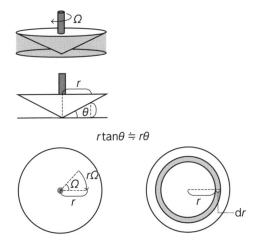

rtanθ ≒ rθ

※円錐–平板（コーン–プレート）型で，円錐と円盤のなす角度がθで，角度Ωだけ回転させる場合

図4-5　円錐–平板（コーン–プレート）型で回転させるときの模式図

3．食品の異常粘性

（1）チキソトロピー

　ゾル状食品は，コロイド粒子や高分子鎖を含む溶液であることが多く，コロイド粒子や高分子鎖の溶液中の濃度が高くなると，流動の際の粒子間，高分子鎖間の相互作用は無視できなくなってくる。粒子同士の相互作用により，弱い網目構造を形成している場合，ずり速度$\mathrm{d}\gamma/\mathrm{d}t$が増加するとともに構造が破壊されていく。このような状態での粘度ηの値は$\mathrm{d}\gamma/\mathrm{d}t$増加とともに減少していく（図4-6a）。なお，一度破壊された構造がただちに再形成されない場合，$\mathrm{d}\gamma/\mathrm{d}t$を低下させながら測定した$\eta$の値は，構造が破壊される前の値にまでは戻らない（図4-6a）。しかし，静置しておくと構造が再形成されるとともにηの値が回復する。このような現象をチキソトロピーと呼ぶ。

　チキソトロピーは時間に依存する流動挙動である。チキソトロピーの流動曲線は，ずり速度を一定の割合で変化させたときに得られるずり応力σを記録し

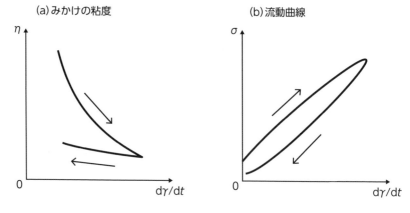

図4-6　チキソトロピーのみかけの粘度と流動曲線

た曲線において，ずり速度を増加および減少させていくときで記録されるずり応力が一致しないことで示される（図4-6b）。これを流動履歴曲線という。構造が，破壊する過程と回復する過程が同時に起こっているので，ずり速度の変化速度が遅ければこのループ面積は小さくなる。流動履歴曲線によって，チキソトロピーを特徴づけることがなされている。

　チキソトロピーは，次の方法によっても特徴づけられている。図4-7は横軸に時間，縦軸にずり応力σまたはずり速度$d\gamma/dt$を示している。ある一定の値の$d\gamma/dt$で，一定時間変形させてから$d\gamma/dt$を瞬時に増加させると，σのオーバーシュートが起こり，その後徐々に減少して試料に与えているずり速度に対応するずり応力に収束する。$d\gamma/dt$を瞬時に低下させると，σのアンダーシュートが起こり，その後徐々に増加して試料に与えているずり速度に対応するずり応力に収束する。

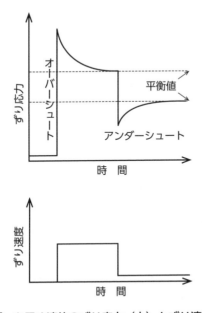

図4-7　チキソトロピーを示す流体のずり応力（上）とずり速度（下）の時間依存性

（Barnes, H. A. : Thixotropy-A Review. Journal of Non-Newtonian Fluid Mechanics; 70; 1-33, 1997.を
日本語に訳）

このときあるずり速度でのσと時間tとの関係は，

$$\sigma = \frac{1}{\left[\frac{1}{\sqrt{\sigma_s}} + (\frac{1}{\sqrt{\sigma_i}} - \frac{1}{\sqrt{\sigma_s}}) exp(-kt)\right]^2}$$

で示される。ここでσ_iとσ_sはそれぞれσの初期値と平衡値で，kは構造回復と構造破壊の速度定数である。アラビアガムなどのチキソトロピーを示す多糖類溶液でこの式を用いた解析がなされている[5]。

　粘度ηの値がずり速度dγ/dtの増加とともに，増加するゾル状食品も存在する。このとき，dγ/dtを低下させながら測定したηの値は，元のdγ/dtで回転される前の値に戻らないが，静置しておくと次第に元の状態になり，ηの値が元の値に戻ることがある（ダイラタンシー）。ダイラタント流動挙動の例ではデンプン懸濁液が知られている（第2章p.28参照）。

（2）食品の曳糸性

　曳糸性とは糸を引く性質のことで，やまいもや納豆の粘液，卵白などにみられる。高分子鎖を含む溶液の粘弾性に由来すると考えられている。水あめも糸を引くが，高分子鎖に由来するものではないため，先述のものと区別されている。

　図4-8は，0.5％ローカストビーンガム，グアーガム，キサンタンガム溶液の一軸伸長変形を示している[6]。いずれも糸を引く様子が観察され，曳糸性の測定はこの糸の長さを測定する。

　曳糸性を示す食品では，伸長粘度にその特徴が現れる。伸長粘度は，

$$\eta_e = \frac{\sigma}{d\varepsilon/dt}$$

で定義され，εは伸長ひずみ，dε/dtは伸長ひずみ速度を表す。ずり粘度η_sとの比η_e/η_sはトルートン比（Trouton ratio）と呼ばれ，ニュートン流体ではトルートン比は3となる。曳糸性を示すやまいもやオクラの粘液ではトルートン比は100以上になることが報告されている[7]。曳糸性を示す食品は伸長粘度が高くなり，伸長粘度が高い食品は誤嚥しにくいことが報告されている[6],[7]。

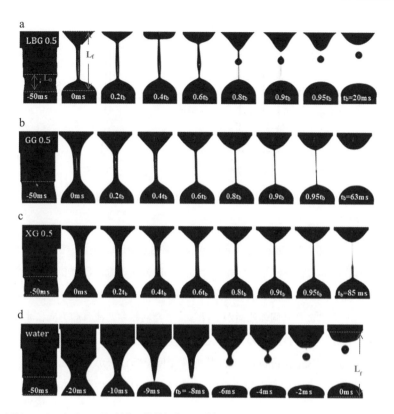

(a) 0.5% ローカストビーンガム溶液の伸長変形　　(b) 0.5% グアーガム溶液の伸長変形
(c) 0.5% キサンタンガム溶液の伸長変形　　　　　　(d) 水の伸長変形

　溶液は，25℃で初期の長さL_0（＝3 mm），初期直径D_0（＝6 mm）から最終長さL_f（＝11 mm）まで，0.16 mm/msで伸長させた。それぞれの画像は，静止状態（−50 ms）と，伸長実験の初期段階（0 ms），以降六つの時間枠で撮影されている。

図4-8　曳糸性の測定

（Nishinari, K., Turcanu, M., Nakauma, M. et al.: Role of fluid cohesiveness in safe swallowing. npj science of food, 3（5）; 5, 2019.を日本語に訳）

（3）食品のワイゼンベルグ効果

　ゾル状食品，特にコロイド粒子や高分子鎖を含む溶液の多くは，粘性だけでなく弾性もあり，粘弾性流体である。粘弾性流体の多くは，回転流に対しワイ

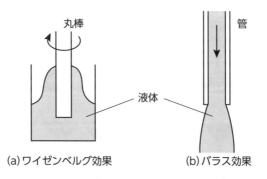

（a）ワイゼンベルグ効果　　　（b）バラス効果

図4-9　ワイゼンベルグ効果とバラス効果

ゼンベルグ効果（Weissenberg effect）（法線応力効果）が生じる。図4-9のように粘弾性液体に棒を浸して回転させると，回転する流れに対して垂直な方向への力が生じ，試料が棒を伝って這い上がろうとする。ニュートン流体の場合には，遠心力により外側の液面が上昇し，また回転する流れの方向にずり応力が発生するが，粘弾性流体のように法線応力は発生しない。

　バラス効果（Barus effect）は，粘弾性流体を細い管から流し出すと，出口付近で管内径よりも膨らむ現象をいう（図4-9 (b)）。この現象も法線応力効果に由来すると考えられている。

4．食品の流動特性

（1）ニュートン流体

　ニュートンの粘性法則「応力は変形速度に比例する」に従う流体をニュートン流体と呼ぶ。ニュートン流体は，水や油が知られている。ニュートン流体の粘度 η は，ニュートンの粘性法則の比例定数で，変形速度によらず一定の値となる（図4-10モデル1）。水20℃での η は約 1.0×10^{-3}（Pa・s）である。

（2）非ニュートン流体

　ニュートンの粘性法則に従わない流動挙動を示す流体を，非ニュートン流体と呼ぶ。ゾル状食品のほとんどは非ニュートン流体である。非ニュートン流体のずり流動における，ずり応力σとずり速度$d\gamma/dt$の関係は，図4-10のように複数のタイプがみられる。

　図4-10（a）で原点を通る上に凸の曲線は，ずり流動化（shear thinning）を表す（モデル2）。ずり流動化を示すゾル状食品は，デンプン糊液を使用したスープやソースなど多岐にわたる。このとき粘度ηは$d\gamma/dt$に依存し，一定の値ではなくなる。そのため，このときの粘度をみかけの粘度η_aと呼ぶ。ずり流動化ではη_aは$d\gamma/dt$の増加とともに減少する。また指数法則$\sigma = k(d\gamma/dt)^n$で表されることが多い。nは定数であり，ニュートン流体ではn = 1，ずり流動化ではn＜1である。n = 1のときkは粘度の次元をもつが，n ≠ 1のときkは粘度の次元をもたないため，その物理的意味は曖昧になる。

　一方，原点を通る下に凸の曲線は，ずり粘稠化（shear thickening）を表し，η_aは$d\gamma/dt$の増加とともに増加する（モデル3）。ずり粘稠化も$\sigma = k(d\gamma/dt)^n$で表され，ずり粘稠化の場合はn＞1である。

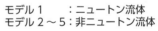

モデル1　：ニュートン流体
モデル2〜5：非ニュートン流体

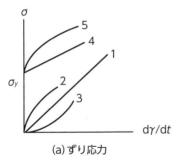

(a)ずり応力

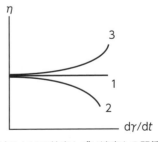

(b)みかけの粘度とずり速度との関係

図4-10　ニュートン流体および非ニュートン流体のずり応力
またはみかけの粘度とずり速度との関係

　図4-10（a）において，原点を通らない直線で表される流動は，ビンガム流動（Bingham flow）または塑性流動と呼ばれる（モデル4）。ビンガム流動は応力がある値（すなわち，降伏応力）σ_y以下では流動せず，その値を超えると流動するという，塑性の特徴を示す流動である。ビンガム流動は$\sigma = \eta_B\, d\gamma/dt + \sigma_y$で表される。ここで$\eta_B$はビンガムの塑性粘度である。

　また，図4-10（a）の原点を通らない曲線で表される流動は，ハーシェル・バルクレイ流動（Hershel-Bulkley flow）または擬塑性流動という（モデル5）。ゾル状食品の擬塑性流動の例として，容器からある一定の力を加えると流れ出すケチャップやマヨネーズ，ホイップクリームなどがある。擬塑性流動については，次のキャッソン（Casson）の式で解析されることがある。

$$\sigma^{1/2} = \eta_c^{1/2}(d\gamma/dt)^{1/2} + \sigma_c^{1/2}$$

　このときσ_cはキャッソンの降伏応力，η_cはキャッソンの粘性定数である。図4-11のように横軸にずり速度$d\gamma/dt$の平方根，縦軸にずり応力σの平方根をプロットすれば，直線部分を外挿した縦軸の切片がσ_cの平方根となり，降伏応力が求められる。ホワイトソース[8]，チョコレート[9]などがこの式で解析されている。

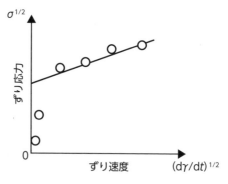

図4-11　キャッソンプロットの例

　降伏応力は，原理的にはずり応力対ずり速度のプロットにおいて，ずり速度を減少させることによって求めることができる。そして，ずり速度がゼロのときに得られるずり応力が降伏応力となる。しかし，図4-11に示したとおり，非常に小さいずり速度ではずり応力はゼロに近づく。厳密には，非常に長い時間のスケールでは，すべてのものは非常に低い応力でも流れるため，降伏応力を真の値として求めることは不可能である。しかし降伏応力という概念は，食品が流れ出す最低限の応力を表すものとして重要であり，図4-11においても，直線部分を外挿した縦軸の切片の二乗を降伏応力とみなすことが実際にはなされている。

1）サスペンション・エマルションの粘度

　サスペンションは懸濁液とも呼ばれ，液体を分散媒とし，固体微粒子が分散質であるコロイド分散状態をさす。サスペンションは，果実の搾汁液などがあげられる。エマルションは乳濁液とも呼ばれ，互いに混じり合わない液体の一方が乳化剤の作用によって液滴で分散しているコロイド状態をさす。食品には，水の中に油滴が分散した水中油滴型（O/W）エマルションと，油の中に水滴が分散した油中水滴型（W/O）エマルションとがある。O/Wエマルションの例としてマヨネーズ，W/Oエマルションの例としてバターなどがあげられる。エマルションやサスペンションは，分散質のサイズや濃度（体積分率）などによって流動挙動が異なり，それは粘度や降伏応力などに反映される。

　分散質である微粒子の体積分率 ϕ が十分に低く（$\phi < 0.03$），粒子が球状である場合には，サスペンションの粘度 η は以下のように表される[9]。

$$\eta / \eta_0 = 1 + 2.5\phi$$

　ここで η_0 は分散媒の粘度である。この場合はずり粘度を η で表している。この式は粒子間の相互作用を考えない分散質が希薄な条件で成り立つ（図4-12）。また，η は粒子の体積濃度だけに比例して増大することを示している。しかし，より濃厚な条件では衝突など粒子間の相互作用が発生し，濃度増加に伴い η は指数関数的に増大するようになる。

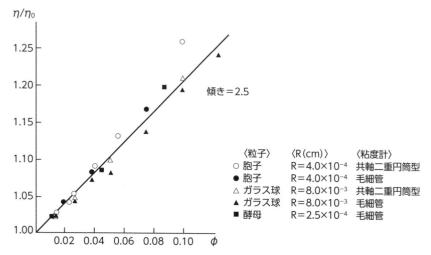

※胞子，ガラス球，酵母といった異なる性質の材料であっても，この方程式（$\eta/\eta_0 = 1+2.5\,\phi$）がよく成り立つこと，すなわち体積分率のみに依存することを示している。

図4-12　懸濁液の粘度と溶媒の粘度の比と体積分率の関係

（Hunter, R.J. : Introduction to modern colloid science, Oxford University Press, p.110, 1993. を日本語に訳，※は筆者加筆）

液滴が希薄な条件でのエマルションの粘度 η は以下のように表される[9]。

$$\eta/\eta_0 = 1 + 2.5\frac{0.4\eta_0 + \eta_1}{\eta_0 + \eta_1}\phi$$

ここで η_1 は分散質である液滴の粘度である。もし η_1 が η_0 よりも極端に大きい場合には $\eta_1/\eta_0 \to \infty$ となり，サスペンションの式と同じになる。

エマルションとサスペンションのいずれにおいても希薄な条件では η はずり速度に依存せず，一定の値を示すが，一般に $\phi > 0.3$ の条件では，η はずり速度に依存するようになり，ずり流動化が観察される[9]。

2）高分子溶液の粘度

高分子溶液の粘度は，高分子鎖の分子形態と分子量，分子量分布，濃度，また溶液の温度などの影響を受ける。分子形態はランダムコイル（球形に近い糸まり状態），半屈曲性鎖（棒とランダムコイルの中間的形態），棒状分子などが知ら

れている。さらに枝分かれ分子もある。高分子の分子量は分布があることが一般的で，平均分子量で表される。分子量が高くなるにつれてニュートン領域の粘度（低ずり速度側でみられるずり速度によらない一定の値の粘度）は指数関数的に増大する。濃度が高くなるにつれて希薄溶液，準希薄溶液，濃厚溶液となり，ニュートン領域の粘度は指数関数的に増大する。

　希薄溶液，濃厚溶液，降伏応力のある液体では貯蔵剛性率G'および損失剛性率G''の角周波数依存性に，図4-13のような違いがみられる[10]。希薄溶液(1)では，弾性項G'よりも粘性項G''の方が常に大きく，角周波数の増加に伴いG'もG''も著しく増加する。濃厚溶液(2)では，低周波数領域においてG'の方がG''より小さいが，高周波数領域ではG'の方がG''より大きくなる。降伏応力のある液体(3)では，広い角周波数範囲においてG'の方がG''より大きく，G'もG''もわずかに角周波数依存性を示し，角周波数の増加によりわずかに増加する。キサンタンガムの溶液が，降伏応力のある液体の典型的な例である。キサンタンガムは増粘剤として，ソースやドレッシングなどに利用されている。ゼリーなどのゲル(4)では，G'の方がG''より一桁程度以上大きく，G'もG''も角周波数依存性がなく，特に低周波数領域でG'が平坦部を示す。このようなゲルにおいては，ある程度以上のずり応力を加えると，巨視的にもゲルが破壊

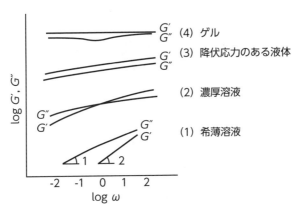

図4-13　ゲルの貯蔵剛性率G'および損失剛性率G''の角周波数依存性

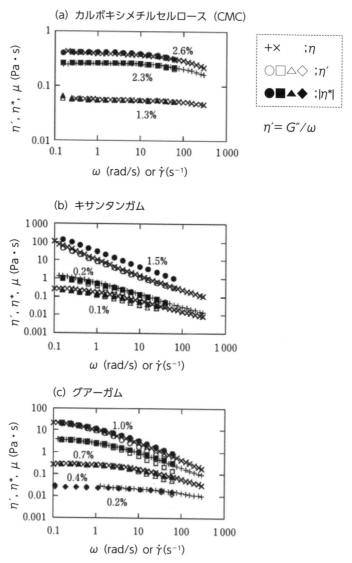

図4-14　CMC，キサンタンガム，グアーガムの水溶液の粘度 η，動的粘度 η'，複素粘度$|\eta^*|$のずり速度依存性または角周波数依存性

（熊谷仁：食品の物性と水．日本食品科学工学会誌；62(12)；595, 2015.）

してしまい，網目構造も破壊してしまうので，流動させて再びG'とG''の角周波数依存性を測定することはできない。

　回転粘度計などで得られる粘度ηと，動的粘弾性測定でのG', G''と角周波数ωから得られる複素粘度η^*（complex viscosity）の絶対値$|\eta^*| = [(G')^2 + (G'')^2]^{1/2}/\omega$との間に，コックス・メルツ（Cox-Merz）則が成り立つことがある。コックス・メルツ則とは，ずり速度とωの値が等しいとき，ηと$|\eta^*|$の値は等しいというもので，多くの高分子溶液で成立するが，降伏応力のある液体では成立しないことが報告されている[11]。

　三種類の増粘剤（カルボキシメチルセルロース（CMC），キサンタンガム，グアーガム）についての，ηのずり速度依存性と動的粘度および$|\eta^*|$のω依存性を図4-14に示した。CMC溶液はこの濃度範囲ではηの値がほぼ一定であり，ニュートン流体に近い。一方，キサンタンガム溶液とグアーガム溶液はずり流動化が観察された。CMC，低濃度のキサンタンガム，グアーガムにおいて，ずり速度とωの値が等しいとき，ηと$|\eta^*|$の値がほぼ等しく，コックス・メルツ則が成立している。1.5％キサンタンガム溶液では，ずり速度とωの値が等しいとき，$|\eta^*|$がηよりも大きくなっており，コックス・メルツ則は成立していない。この濃度ではG'とG''の角周波数依存性から，キサンタンガム溶液は降伏応力のある液体であることが確認されている。

3）ゾル状食品の粘性弁別閾

　弁別閾とは，二つの試料の差を感じ得る最小の差をいう。粘性および弾性の弁別閾について，スコット・ブレアー（G. W. Scott Blair）は次の実験を行った[12]。試料に18℃で$10^5 \sim 10^6$（Pa・s）の粘度を示すアスファルトを用い，ちょうど手で握れる位の大きさのほぼ球形の試料を用意した。それらの粘度を客観的方法で測定して適当に違う値を示すものをいくつか選び出し，13名の被験者に一対の試料を両手に一個ずつ握らせ，どちらがやわらかいかを答えさせた。その結果，表4-1に示すように，粘度の差異が30％ある場合には80％が正しく判断され，差異が7.5％だと50％の正答率であった。同じように弾性率の差異に対しては，約9％の差異で80％が正しく判断された。このことは，粘

表4-1　粘度の差異に対する正答率

	粘度の差異				
	0%	7.5%	15%	22.5%	30%
正しい答え（%）	22	50	63	71	80
等しいという答え（%）	22	23	20	15	12
逆の答え（%）	—	27	17	14	8

（Scott Blair, G.W., Coppen, F.M.V.: Differential threshold for viscosity. Nature; 143; 143, 1939. を日本語に訳）

度よりも弾性率の方がより敏感に差を感じ得ることを示している。

4）粘度の感覚値と物性値との関係

　一般に，感覚評価値Ψと機器計測値Φとの間には指数則ウェーバー・フェヒナー（Weber-Fechner）則　$\Psi = k\Phi^n$　が成り立つ。

　粘度における指数nについて行った実験がある[13]。1.03，9.5，92，125，2900，6100，9500（Pa・s）の粘度を示すシリコンオイルをガラス容器に入れ，10名の判定者がそれぞれの容器を振り，液体の粘性を判断し，その判定者に液体の粘度を数字で示させた（実験1）。この方法では，最初の試料の粘度については任意の数字を各判定者が設定する。その後二つの試料において，一方の粘度について例えば数字として10を与えたとき，他方の粘度がその1.5倍と判断したならば，その評価は15となる。

　二つ目の実験では，10名の判定者が，目隠しをした状態で丸いプラスチックの棒をシリコンオイルに浸し，右に三回転，左に三回転しながら液体の粘性を判断した。その後，液体の粘度を数字で示させた（実験2）。三つ目の実験では，二つ目の実験と同じことを行っている様子を観察する者10名が，液体の粘性を判断し，液体の粘度を数字で示させた（実験3）。その結果，物性値としての粘度と，感覚評価値の粘度として表された数値の両対数プロットは直線を示し，両者の間に指数則が成り立つことが示された（図4-15）。各実験の指数nは，0.42（実験1），0.43（実験2），0.46（実験3）という値が得られた。

　弾性率のnは，0.8という報告があり，人は弾性率の変化に対して，粘度の変化よりも敏感に反応することを示している。

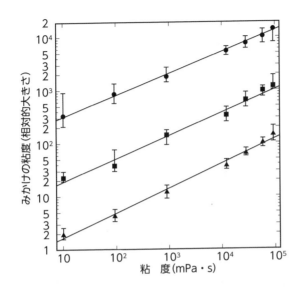

※実際の粘度に対する10人の観察者がそれぞれ二回ずつ，計20回判定したみかけの粘度の数値判定の平均値。（●）観察者は液体をみながら容器を振ったり回したりした。（■）目隠しをして液体をかき混ぜた。（▲）観察者は液体をかき混ぜながらみていた。両対数プロットでの指数（傾き）はそれぞれ0.42，0.43，0.46と算出された。

図4-15　物性値としての粘度と感覚評価の粘度として表された数値の両対数プロット

(Stevens, S., Guirao M.: Scaling of apparent viscosity. Science; 144（3622）; 1157, 1964. を日本語に訳,
※は筆者加筆)

引用文献

1）松下裕秀：高分子の構造と物性，講談社，pp.154-155，2016.

2）T.Cosgrove編，大島広行訳：コロイド科学，東京化学同人，p.37，2014.

3）Fang, Y., Zhang, H., Nishinari, K.: Food Hydrocolloids, Springer, p.80, 2021.

4）西成勝好，大越ひろ，神山かおるほか：食感創造ハンドブック，サイエンスフォーラム，pp.163-164，2005.

5）Fang, Y., Zhang, H., Nishinari, K.: Food Hydrocolloids, Springer, p.99, 2021.

6）Nishinari, K., Turcanu, M., Nakauma, M. et al.: Role of fluid cohesiveness in safe swallowing. NPJ Science of Food: 3（5）; 5, 2019.

7）水沼博：嚥下の流体力学．日本流体力学会誌（ながれ）; 39（1）; 14-19，2020.

8）赤羽ひろ，中濱信子：調理におけるレオロジー測定（その4）．調理科学; 22（4）; 15-27，1989.

9）西成勝好：食品ハイドロコロイドの開発と応用Ⅱ，シーエムシー出版, pp.20-29，2015.

10）中村宜督，榊原啓之，室田佳恵子：食品化学，講談社，pp.190-191，2018.

11）熊谷仁，熊谷日登美：レオロジーと食品工学－嚥下障害者用介護食の物性を中心として．日本食品工学会誌; 10（3）; 137-148, 2009.

12）Scott Blair, G.W., Coppen, F.M.V.: Differential threshold for viscosity. Nature; 143; 164, 1939.

13）Stevens, S., Guirao, M.: Scaling of apparent viscosity. Science; 144（3622）; 1157-1158, 1964.

参考文献

・磯直道，水野治夫，小川廣男：食品のレオロジー　－食の物性評価－，成山堂書店，2006.

第5章 ゲル状食品の物性

1．ゲル状食品とは

　液体を分散媒とし固体を分散相とする分散系のうち，流動するものをゾル，流動しないものをゲルと呼ぶ。ゲルは傾けると流れだしそうな液体に近いものから，かなりしっかりした固体に近いものまである。食品に含まれる多糖類やタンパク質などの高分子が水に分散し，三次元的な網目構造を形成することで流動性を失った状態のものがゲル状食品である。

表5-1　ゲル状食品

	原　料	分　類	ゲル状食品の例
多糖類	デンプン	穀類，イモ類	くずもち，蒸し羊羹，ういろう
	寒　天	海藻（てんぐさ，おごのり）	寒天ゼリー，練り羊羹，淡雪かん，牛乳かん
	カラギーナン	海藻（すぎのり，つのまた）	カラギーナンゼリー
	ペクチン	果実類（柑橘類，リンゴ）	ペクチンゼリー，ジャム，マーマレード
	コンニャクマンナン	イモ類	こんにゃく，コンニャクドリンク
	キサンタンガム	微生物産生物	咀嚼・嚥下困難者用ゼリー
	ジェランガム	微生物産生物	ドリンクゼリー
タンパク質	ゼラチン	動物の皮や骨	ゼラチンゼリー，ババロア，咀嚼・嚥下困難者用ゼリー
	卵	卵	卵豆腐，カスタードプディング
	牛乳・カゼイン	牛　乳	バター，チーズ
	魚　肉	魚　類	かまぼこ，魚肉ソーセージ
	大豆・大豆タンパク質	大　豆	豆腐，ソーセージ

　表5-1にゲル状食品の原料とその例を示した。くずもち，羊羹，こんにゃく，卵豆腐，かまぼこ，豆腐など古くから親しまれてきた伝統的なものに加え，デザートゼリー，コンニャクドリンク，咀嚼・嚥下困難者用ゼリーといったさまざまなゲル状食品が増えている。原料には，寒天，カラギーナンなどの海藻多糖類，ペクチンなど果実多糖類，デンプン，コンニャクマンナンなどの穀類やイモ類などの多糖類，ゼラチン，カゼインなどの動物由来のタンパク質や大豆タンパク質など植物由来のタンパク質などがある。近年では，キサンタンガム，ジェランガムといった微生物産生多糖類も増粘剤，ゲル化剤として多くの食品に用いられている。

　ゼラチンや寒天に水を加え加熱すると，分子は水を吸水し膨潤，ランダムコイルへと変化したのち溶液（ゾル）となる。ゾルを冷却すると，分子はヘリックスコイルを形成，分子同士が凝集して網目構造を形成し，ゲルとなる[1]。ゲルは，その網目構造の結び目（架橋領域）により，主に共有結合などの化学結合で形成される化学ゲルと，水素結合，静電気相互作用，疎水性相互作用などの二次的結合で形成される物理ゲルがある。物理ゲルは熱可逆性であることが多く，寒天ゲル，カラギーナンゲル，ゼラチンゲルは架橋部分の水素結合が加熱すると融解しゾルとなり，冷却すると再びゲルを形成する。豆腐，卵白ゲルのような球状タンパク質が絡まって形成するゲル状食品は熱不可逆性のものが多い。ただし，それぞれがどの程度関与しているかは明確にわからない場合が多い。

　ゲル状食品は，ゲル化剤が異なるとその物性が異なり，また添加される食材によりそのテクスチャーが変化する。口あたり，硬さ，付着性，離漿量が異なるので，ゲル化剤や添加する食材を変えて物性を変えたゲル状食品を楽しみ，また新しい食感への創製が求められている。

（1）寒天，ゼラチン，カラギーナンの物性

　表5-2は，寒天，ゼラチン，カラギーナンの特性である。

　図5-1～図5-3は，各ゲル化剤の濃度が，寒天0.6％，ゼラチン2.5％，*κ*-カ

表5-2　ゼラチン・寒天・カラギーナンの特性

		ゼラチン	寒　天	カラギーナン
原　料		動物の皮や骨 （うし，ぶた，魚）	海　藻 （てんぐさ， おごのり など）	海　藻 （すぎのり， つのまた など）
成　分		誘導タンパク質 アミノ酸が細長い鎖状に並んだもの	多糖類 ガラクトースとその誘導体が細長い鎖状に並んだもの	多糖類 ガラクトースとその誘導体が細長い鎖状に並んだもの
製品の形状		板状，粉状	棒状，糸状，粉状	粉　状
溶解への下準備		水に浸して膨潤	水に浸して吸水	砂糖と混合
溶解温度		40〜50℃	90〜100℃	60〜100℃
ゲル化の条件	使用濃度	2〜4％	0.5〜2％	0.5〜1.5％
	凝固の温度	要冷蔵 （10℃以下）	室　温 （30〜40℃）	室　温 （37〜45℃）
	pH	酸にやや弱い	酸にかなり弱い	酸にやや弱い
	その他	タンパク質分解酵素をもつ食材は，酵素を失活させて添加		種類によっては，カリウム，カルシウムなどによりゲル化
ゲル化の特性	口あたり	やわらかく独特の粘りをもち，口の中で溶ける	粘りがなく，もろいツルンとしたのどごしをもつ	やや粘性をもつ
	離　漿	少ない	しやすい	ややする
	融解温度	20〜30℃ （夏にくずれやすい）	70〜80℃ （室温で安定）	50〜55℃ （室温で安定）
	冷凍耐性	冷凍できない	冷凍できない	冷凍保存できる
	消化・吸収	される	されない	されない

（吉村美紀（森髙初惠，佐藤恵美子編著）：Nブックス調理科学（第5版），p176，建帛社，2021.を改変）

ラギーナン0.6％でショ糖10％を添加したゲルと，さらに食材（かぼちゃ）を添加したゲルの各特性への影響をみている[2)]。ここでは，食材が無添加（0％）（寒天：○印，ゼラチン：□印，カラギーナン：△印）について述べる。

テクスチャー特性の硬さと破断特性の破断エネルギーで，ほぼ同じ値の寒天

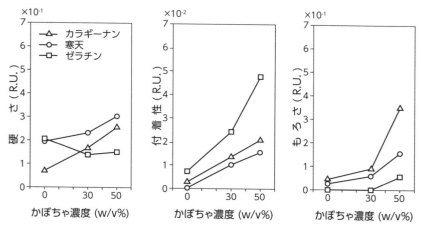

サイクルスピード：12 cycle/min，クリアランス：2.0 mm，測定温度：10℃，R.U.：レオメータユニット

図5-1　ゲル化剤の異なるかぼちゃゼリーのテクスチャー特性

（吉村美紀，粂野恵子，赤羽ひろほか：かぼちゃゼリーの物性と嗜好性について．日本家政学会誌；
45(5)；387，1994．を日本語に訳）

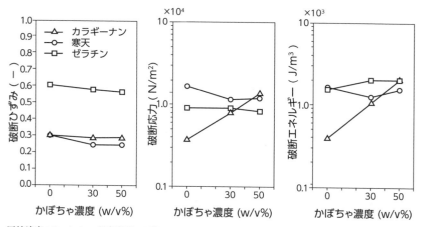

圧縮速度：6 cm/min，測定温度：10℃

図5-2　ゲル化剤の異なるかぼちゃゼリーの破断特性

（吉村美紀，粂野恵子，赤羽ひろほか：かぼちゃゼリーの物性と嗜好性について．日本家政学会誌；
45(5)；387，1994．を日本語に訳）

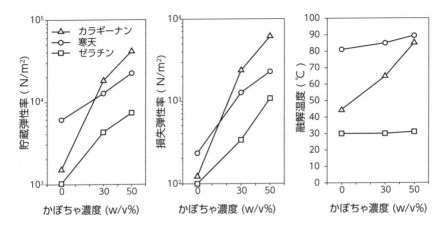

※動的粘弾性；角周波数：2.0Hz，振幅：±100μm，測定温度：10℃

図5-3　ゲル化剤の異なるかぼちゃゼリーの動的粘弾性と融解温度

(吉村美紀，粂野恵子，赤羽ひろほか：かぼちゃゼリーの物性と嗜好性について．日本家政学会誌；
45(5)；388-389，1994．を日本語に訳)

とゼラチンは破断時までのゲルの硬さは同程度であり，低値のカラギーナンは
やわらかいゲルといえる（図5-1，5-2）。そのほかの特性値について，寒天とゼ
ラチンで比較すると，付着性はゼラチン，もろさは寒天が高値であることから，
ゼラチンは粘り気のあるゲル，寒天はゼラチンより粘りがなくもろいゲルであ
る。また，付着性で寒天とゼラチンの中間であったカラギーナンは，やや粘り
気があるゲルといえる（図5-1）。

　破断特性では，破断ひずみはゼラチンが，破断応力は寒天が，それぞれ高値
である（図5-2）。そのため，ゼラチンはしなやかな口あたりで，寒天は大変形
である破断時に硬く感じる。動的粘弾性測定をみると，寒天は貯蔵弾性率が著
しく高値のため，微小変形の範囲内において変形しにくく硬く感じる（図5-3左）。

　図5-3右の融解温度は，寒天80℃以上，ゼラチン30℃付近，カラギーナン
45℃付近で融解している。人の口腔内温度より高い，寒天とカラギーナンは
口の中で溶けないゲル，ゼラチンは体温で溶ける口どけのよいゲルといえる。

　離漿において，寒天とカラギーナンは時間とともに離漿量が増加するが，ゼ

ラチンはまったく離漿がみられない特徴がある。この現象は，ゲルの三次元網目構造が時間とともに収縮し，ゲル内部の水が押し出されることにより起こる。離漿は，水と水和性の高い砂糖の添加や網目構造を形成する寒天の濃度を高めることなどで抑制することができる。

(2) 食材添加による寒天，ゼラチン，カラギーナンゲルの物性

寒天，ゼラチン，カラギーナンゲルに食材（かぼちゃ）を添加したときの各ゲルの特性への影響を述べる[2]。

図5-1～図5-3の食材添加ゲル（かぼちゃ30％，50％）と，無添加ゲル（0％）を比較である。図5-1のテクスチャー特性の付着性ともろさは増し，図5-2の破断ひずみは減少している。食材（かぼちゃ）の添加により，寒天，ゼラチン，カラギーナンの各ゲルは破断変形が少なくなり，もろくなるといえる。また，動的粘弾性測定による粘弾性率は，いずれのゲル化剤のゲルも食材添加で増大している。これは，微小変形に対して抵抗のあるゲルになるということである（図5-3左）。

一方，食材添加により，テクスチャー特性の硬さ，破断特性の破断応力，破断エネルギーへの影響は異なる。破断応力は，カラギーナンでは増加，寒天は低下傾向，ゼラチンでは変化が少ない（図5-2）。これはゲル化剤が網目構造を形成する過程で，食材がカラギーナンでは補強的に，寒天ではやや阻害的に働いているが，ゼラチンでは網目構造の形成に影響を与えないことがいえる。また，食材添加は融解温度にも影響している。カラギーナンでは融点が上昇したが，寒天ゲル，ゼラチンでは変化が少ないことからも，ゲル形成に与える影響の相違を示している（図5-3右）。さらに，寒天とカラギーナンの離漿も抑制されており，これは，食材であるかぼちゃペーストに含まれるデンプン粒やペクチンが水を吸着するためと推測される。このように食材の添加は，ゲル化剤との間の相互作用や水和性の相違がゲル形成時の網目構造に影響を与え，大変形領域の挙動であるテクスチャー特性と破断特性に変化をもたらすことがわかる。

2．ゲル状食品の物性測定法

食品の中でも，ゲル状食品は均質性が高い食品であり，力学的性質がより複雑な食品のテクスチャーを検討するためのモデル食品や，咀嚼・嚥下困難者用食品のテクスチャー改善の食品として，その物性についての研究が多くある。

（1）ゲル状食品の物性測定法の分類

ゲル状食品の物性測定法は機器により，基礎的方法，経験的方法，模擬的方法に大別される（第3章参照）。

（2）ゲル状食品の主な変形様式

ゲル状食品の基礎的なレオロジー的性質を測定するためには，物体に変形を加えたときの応答を物性値として求める。主な変形様式には，圧縮，伸長，ずりがある（第2章，p.24図2-3，2-4参照）。

食品では，一方向に加える圧縮による応力を求めることが多い。圧縮の場合は試料に垂直に圧力を加え圧縮変形をさせると，試料の厚さは薄くなり，試料は側方に膨らむ。一方，伸長変形では一方向に伸長させるので，棒状試料の厚さは伸びるが，試料は側方に縮み，逆の結果となる。圧縮試験で求めた弾性率は，伸長試験と同じくヤング率である。多くの圧縮試験機は，引張試験機としても用いることができるが，食品のようにやわらかいものはしっかりと保持することが難しいので，引張試験より圧縮試験の方が取扱いやすい。

ずりは，ひずみの一種で，立方体が面に平行な力を受けて変形するときのひずみを単純ずりという。物体がずりを起こしているとき，ずりの平面では両側の部分が互いに反対で並行な等しい力を及ぼしあっている。この力をずりの平面で割った，単位面積あたりの力がずり応力である。単位はPaまたはN/m^{2}で，圧縮時と伸長時の応力と同じである。

91

3．ゲル状食品の静的粘弾性測定

　食べ物の多くは粘性と弾性をもち，単純な弾性体や完全な粘性体はきわめて
まれで粘弾性体が多い。ゲル状食品の粘弾性を求める方法である静的粘弾性測
定について，応力緩和曲線とクリープ曲線からの解析例を説明する。

（1）応力緩和曲線の解析

　試料に一定変形を起こさせ続けるための応力の変化を応力緩和現象といい，
応力緩和現象を観測して粘弾性を求める方法を応力緩和測定という。
　小林ら[3]による四種（大豆タンパク加熱・未加熱，寒天，卵白）のゲル状食品に
おける応力緩和曲線と力学模型を示す（図5-4）。大豆タンパク加熱ゲルと未加
熱ゲルの濃度は16％，18％，20％，寒天ゲルは1％，卵白ゲルは12％で，測定

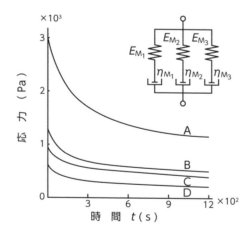

A： 1％寒天ゲル
B：12％卵白ゲル
C：18％大豆タンパク加熱ゲル
D：18％大豆タンパク未加熱ゲル

図5-4　四種のゲル状食品の応力緩和曲線と6要素マックスウェル型粘弾性模型
（小林三智子，赤羽ひろ，中浜信子：大豆たん白ゲルのレオロジー的性質について．家政学雑誌；
32(9)；662，1981．を単位変換）

表5-3　四種のゲル状食品の6要素マックスウェル型粘弾性模型の粘弾性率

試　料	濃　度 (g/100mL)	E_{M1} (Pa) ×10^3	E_{M2} (Pa) ×10^3	E_{M3} (Pa) ×10^3	η_{M1} (Pa·s) ×10^7	η_{M2} (Pa·s) ×10^5	η_{M3} (Pa·s) ×10^4	τ_{M1} (s) ×10^3	τ_{M2} (s) ×10^2	τ_{M3} (s) ×10
大豆タンパク加熱ゲル	16	3.3	0.79	1.4	1.2	0.66	1.5	3.6	0.84	1.1
	18	6.3	1.4	2.7	2.9	1.3	3.2	4.6	0.94	1.2
	20	9.2	2.6	4.6	6.3	2.9	6.0	6.9	1.1	1.3
大豆タンパク未加熱ゲル	16	1.3	0.66	0.97	0.21	0.63	0.87	1.6	0.96	0.9
	18	3.7	1.0	1.6	1.2	1.1	1.8	3.3	1.1	1.1
	20	5.4	1.4	2.8	2.2	2.0	3.9	4.0	1.4	1.4
寒天ゲル	1	17.8	7.9	4.0	4.7	13.4	7.5	2.6	1.7	1.9
卵白ゲル	12	6.3	2.7	5.6	2.4	4.0	6.2	3.8	1.5	1.1

E_{M1}, E_{M2}, E_{M3}：M_1～M_3部の弾性率，η_{M1}, η_{M2}, η_{M3}：M_1～M_3部の粘性率
τ_{M1}, τ_{M2}, τ_{M3}：M_1～M_3部の緩和時間

（小林三智子，赤羽ひろ，中浜信子：大豆たん白ゲルのレオロジー的性質について．家政学雑誌；
32(9)；663，1981．を単位変換）

温度は25℃，応力緩和現象時間は20分間である。四種のゲル状食品の応力とひずみの線形性が成り立つ範囲内であるひずみ10％を試料に与えると，いずれも瞬時に応力が上昇し，その後徐々に減少したが，平衡弾性率には到達していない。力学模型は，スプリング（弾性率E）とダッシュポット（粘性率η）を直列に組み合わせたマックスウェル（Maxwell）の粘弾性模型を三組並列に結合した6要素マックスウェル型粘弾性模型により解析され，得られた粘弾性率を表5-3に示す。寒天ゲルは弾性率E_{M1}，E_{M2}がほかの三種のゲルに比べて初期の弾性率が著しく高く，η_{M2}の粘性率が高い特徴を示し，微小変形領域内において変形しにくいゲルといえる。また，いずれのゲルも最長緩和時間をもつM_1部の弾性率E_{M1}が最大となっている。平衡弾性率あるいは緩和時間の長いマックスウェルの弾性率がゲルの網目構造の架橋に対応するという報告がある[4]。ここで，大豆タンパク加熱ゲルが未加熱ゲルに比べ最長緩和時間をもつ弾性率E_{M1}が二倍近く高値を示しているのは，大豆タンパク質は加熱によりゲルの網目構造が密になったことが原因であろう。さらに，大豆タンパク加熱ゲルおよび未加熱ゲルの濃度による影響では，濃度の上昇に伴い粘弾性定数が上昇する濃度依存性を示しているといえる。

（2）クリープ曲線の解析

　試料に一定の荷重を加えたときの変形の時間変化を示した線をクリープ曲線といい，変形-時間曲線を観測して粘弾性を求める方法をクリープ測定という。

　中浜[5]による寒天ゲルのクリープ測定を示す（図5-5）。寒天ゲルの濃度は1.0％，1.5％，2.0％，3.0％，測定温度25℃で試料面4 cm²に100g荷重を加えたときの試料の瞬間変形，クリープ変形，また5分後に除重しその瞬間回復，クリープ回復を示した寒天ゲルのクリープ曲線と6要素粘弾性模型である。また，得られた粘弾性定数は表5-4である。

　図5-5において瞬間ひずみε_1は弾性率E_Hに対応し，スプリング模型（フック体）として，遅延ひずみε_2はスプリング（弾性率E）とダッシュポット（粘性率η）を並列に組み合わせたフォークト（Voigt）の粘弾性模型で示され，弾性率E_Vと粘性率η_Vで表される。定常流動ひずみε_3は粘性要素のダッシュポット模型（ニュートン体）で示され，粘性率η_Nで表された。また，塑弾性体ひずみε_4をスプリングとスライダー（塑性体）の並列型で示し弾性率$E_{P.E.}$で表されている。表5-4の寒天ゲルの濃度による影響では，濃度の上昇に伴い，弾性率E_Hと弾性率E_Vおよび粘性率η_Nが上昇し，硬さと粘さが増した。これは，寒天分子の増加により構造が密になったことと，寒天に対する水和水の増加により網目構造中の自由水が減少し，流動しにくくなったためである。

　次に，寒天ゲルの粘弾性に及ぼす砂糖濃度の影響である（表5-5）。砂糖増加による弾性率E_Hと弾性率E_V，粘性率η_Vの変化はほとんどみられない。一方，粘性率η_Nは砂糖濃度60％まで増加により著しく増加しているのは，砂糖が強い脱水効果をもつことから寒天分子の水和水を奪い，ゲル構造の網目間にある溶液の粘度が増した結果，流動性の少ないゲルとなったといえる。砂糖濃度65％以上では弾性率，粘性率ともに減少がみられた。これは寒天ゾル中の寒天分子は溶媒の粘性のためにブラウン運動を妨げられ，架橋をつくる機会が減り，架橋がまばらとなりやわらかく弱いゲルとなっているためである。

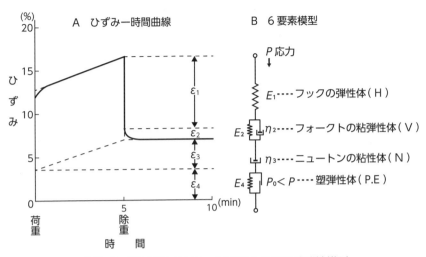

図5-5　寒天ゲルのクリープ曲線と6要素粘弾性模型
（中浜信子：寒天ゲルのレオロジー的研究．家政学雑誌；17(4)；198，1966．を一部改変）

表5-4　寒天ゲルの粘弾性定数の寒天濃度の影響

寒天濃度 (g/100mL)	E_H (Pa) $\times 10^4$	E_V (Pa) $\times 10^5$	η_V (Pa・s) $\times 10^6$	η_N (Pa・s) $\times 10^7$	$E_{P.E.}$ (Pa) $\times 10^5$
1.0	2.9	2.5	6.3	2.1	0.7
1.5	3.9	3.5	3.5	4.8	2.5
2.0	6.5	12.0	6.0	7.4	2.5
3.0	8.2	25.0	13.0	12.0	3.1

（中浜信子：寒天ゲルのレオロジー的研究．家政学雑誌；17(4)；199，1966．を基に著者作成）

表5-5　寒天ゲルの粘弾性定数に及ぼす砂糖濃度の影響（寒天濃度1g/100mL）

砂糖濃度 (g/100mL)	E_H (Pa) $\times 10^4$	E_V (Pa) $\times 10^5$	η_V (Pa・s) $\times 10^6$	η_N (Pa・s) $\times 10^7$	$E_{P.E.}$ (Pa) $\times 10^5$
0	2.9	2.5	6.3	2.1	0.7
20	3.1	3.5	7.0	3.2	0.9
40	3.2	4.1	6.1	6.1	1.4
60	3.5	3.1	3.7	15.0	1.2
65	3.1	4.1	4.9	12.0	1.6
75	2.3	0.8	1.0	8.1	0.3

（中浜信子：寒天ゲルのレオロジー的研究．家政学雑誌；17(4)；199，1966．を基に著者作成）

4．ゲル状食品の動的粘弾性測定

　試料に周期的な応力または変形を与えたときに生じる変形または応力の変化から得られる粘弾性を求める方法を動的粘弾性測定という。動的粘弾性測定は短時間に測定を終了することができるので，食品の温度変化や経時変化による粘弾性定数の変化を測定するのに有効であり多くの研究がある。ゲル状食品の動的粘弾性では温度依存性，角周波数依存性からゾルからゲルへの転移の判定や，時間依存性からゲル化速度などを求めることができる。

（1）四種のゲル状食品の動的粘弾性測定

　表5-6，図5-6は，小林ら[3] による，四種のゲル状食品の動的粘弾性測定である。貯蔵弾性率E'，損失弾性率E''，損失正接$\tan\delta = E''/E'$を表5-6に示す。大豆タンパク加熱ゲルのE'およびE''は未加熱ゲルの約二倍を示したが，$\tan\delta$はいずれも約0.2を示した。この損失正接$\tan\delta$は大豆タンパクゲル固有の値と考えられる。寒天ゲルと卵白ゲルでは，ともにE''は近似した値であるが，寒天ゲルのE'は卵白ゲルの二倍近くになっており，$\tan\delta$は小さい値を示した。貯蔵弾性率E'は主として弾性要素，損失弾性率E''は粘性要素を示すことから，損失正接$\tan\delta$が高ければ粘性要素が高く，低ければ弾性要素が高いとみなすことができる。とすると，四種のゲルの性質は，もっとも弾性的なのが寒天ゲル，やや粘性なのが卵白ゲル，その中間が大豆タンパク加熱ゲルおよび未加熱ゲルであるといえる。

　大豆タンパク加熱ゲルおよび未加熱ゲルの濃度による影響では，静的粘弾性率（表5-3）および動的粘弾性率（表5-6）において，ゲル濃度の上昇に伴い粘弾性率が上昇する濃度依存性を示していた。高分子ゲルの弾性率の濃度依存性は，$G = kC^n$で表すことができる[6]。ここで，Gはゲルの弾性率，Cは濃度，k，nは定数である。指数nは2程度になることが多く，弾性率の濃度依存性は2乗則と呼ばれる。また，溶質濃度が低い場合はnがほぼ4に等しい4乗則を示

表5-6　四種のゲル状食品の動的粘弾性率

試　　料	濃　度 (g/100mL)	E′ (Pa) ×10³	E″ (Pa) ×10³	tan δ
大豆タンパク 加熱ゲル	16	6.0	1.4	0.23
	18	11.5	2.5	0.22
	20	17.8	3.8	0.21
大豆タンパク 未加熱ゲル	16	3.2	0.74	0.23
	18	6.7	1.5	0.22
	20	10.6	2.2	0.21
寒天ゲル	1	31.8	5.8	0.18
卵白ゲル	12	17.5	5.4	0.31

$E′$：貯蔵弾性率，$E″$：損失弾性率，tan $δ = E″/E′$：損失正接
（小林三智子，赤羽ひろ，中浜信子：大豆たん白ゲルのレオロジー的性質について．家政学雑誌；
32(9)；662，1981．を単位変換）

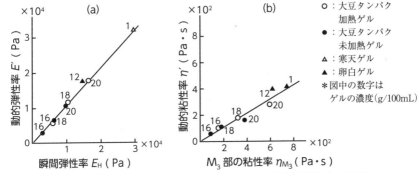

図5-6　四種のゲル状食品の静的粘弾性率と動的粘弾性率の関係

（小林三智子，赤羽ひろ，中浜信子：大豆たん白ゲルのレオロジー的性質について．家政学雑誌；
32(9)；664，1981．を単位変換）

すことが多い。寒天ゲル[3, 7]は2乗則，卵白ゲル[7]は3乗則を示すのに対し，大豆タンパク加熱ゲルは5～7乗則[3, 7, 8]と大きな値を示す。

　四種のゲル状食品の静的粘弾性測定と動的粘弾性による粘弾性の関係として，図5-6(a)に静的粘弾性による瞬間弾性率E_Hと動的粘弾性測定による貯蔵弾性率$E′$を示した。瞬間弾性率E_Hは応力緩和測定より得られた6要素マックスウェルの粘弾性率（p.93，表5-3）の和（$E_H = E_{M1}+E_{M2}+E_{M3}$）として求められた。瞬間弾性率$E_H$と貯蔵弾性率$E′$の関係は，いずれのゲルにおいてもほぼ等しく，

直線の傾きが比例関係となり，静的方法と動的方法により求めた弾性率が対応している。図5-6（b）に静的粘弾性測定と動的粘弾性測定の粘性率の関係を示した。静的粘弾性測定による粘性率は最短緩和時間をもつマックスウェル部の粘性率η_{M3}，動的粘弾性測定の粘性率は損失弾性率E''より，$\eta = E''/\omega$の式を用いて算出した動的粘性率である。ここでωは角周波数である。両者の関係はほぼ直線的であるが，値はかなり異なりオーダー違いとなっている。この値の違いは，静的な粘性率の緩和時間が10秒であるのに対し，動的粘性率η'がきわめて短時間であることが要因として考えられた。

（2）動的粘弾性測定による温度依存性

動的粘弾性測定による寒天ゲルの温度変化による粘弾性定数の変化を示した[9]。測定温度は，温度変化率0.5℃/分で連続的に昇温し，さらに降温したものが図5-7である。昇温曲線の貯蔵弾性率E'は30℃付近に，損失弾性率E''は40〜50℃付近に最大値をもつ凸型の曲線となっている。寒天ゲルの貯蔵弾性率が5〜30℃まで緩慢な増加する傾向がみられたことは，寒天ゲルの弾性率が本質的にはエントロピー的性質すなわち不可逆性を示すものといえる。さらに高い温度での貯蔵弾性率E'の減少は，水素結合などの二次結合の消滅によりこ

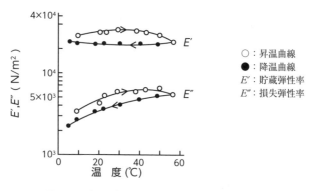

図5-7　寒天ゲルの動的粘弾性測定による温度依存性

（名倉秀子，赤羽ひろ，中浜信子：寒天ゲルの粘弾性の温度依存性．日本食品工業学会誌；
31（5）；341，1984．を日本語に訳，単位変換）

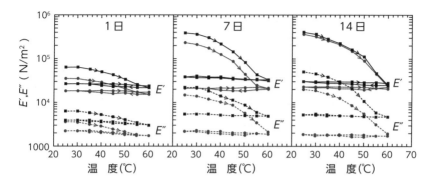

■：コーンスターチ：キサンタンガム＝10：0　●：コーンスターチ：キサンタンガム＝8.5：1.5

図5-8　コーンスターチゲル，コーンスターチ・キサンタンガム混合ゲルの温度依存性
(Yoshimura M, Takaya T, Nishinari K.: Effects of xyloglucan on the gelatinization and retrogradation of corn starch as studied by rheology and differential scanning calorimetry. Food Hydrocolloids; 13; 104, 1999. を日本語に訳，単位変換)

のエントロピー的性質が打ち消されるためと考えられる。これらより，寒天ゲルの温度依存性は熱可逆性と理解できる。

デンプンゲルであるコーンスターチゲルの動的粘弾性温度依存性を図5-8に示す[10]。これは，コーンスターチゲルを調製後に5℃で1日間，7日間，14日間保存したものを用い，5℃間隔で25℃から60℃まで昇温し，その後60℃から25℃まで降温した。各温度に到達後およそ20分後に測定を行ったものである。コーンスターチゲルの25℃での貯蔵弾性率E'は保存1日後より14日後の方が大きいが，60℃までの昇温により著しく減少している。これは，コーンスターチゲルが5℃で保存されることにより，デンプンの老化で再結晶化しゲルが硬くなり，貯蔵弾性率E'が上昇したと考えられた。保存1日間と比較し14日間でゲルの弾性率は昇温により著しく低下しているが，これは長時間経過後に増加した弾性率は熱的に不安定な構造によるものであることを示唆している。さらに60℃から25℃までの降温過程では，最初の25℃での値を回復していない。一方，図5-7の寒天ゲルでは，昇温，降温による短時間で弾性率の回復がみられた。これはコーンスターチゲルでは，デンプンの老化は緩慢に進行するため，貯蔵弾性率が上昇するには測定時間が短時間であったためと考えられた。

これらは，デンプンの老化初期過程はアミロースのゲル化によって引き起こされ，アミロペクチンが関与する老化過程は緩慢に進行することに影響している。

（3）動的粘弾性測定による時間依存性

豆乳に凝固剤を添加するとゲル化し豆腐となるが，このゲル形成過程を動的粘弾性測定時間依存性による方法でリアルタイムに捉えることができる。大豆粉水分散液に凝固剤であるGDL（グルコノデルタラクトン）を加えるとゲルを形成する[11]。時間の経過により貯蔵剛性率G'，損失剛性率G''が上昇を開始する時間をゲル化開始時間とし，平衡値に達するゲル化曲線を示す（図5-9）。加熱温度が高い方が，貯蔵剛性率G'，損失剛性率G''の上昇開始時間が短くなり，曲線の立ち上がり角度が大きくなった。このゲル化曲線より求めたゲル化開始時間t_0，貯蔵剛性率G'，損失剛性率G''の最大値と損失正接$\tan\delta$の最小値およ

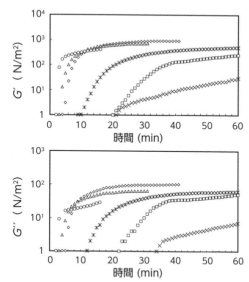

×：40℃，□：50℃，✳：60℃，◇：70℃，△：80℃，○：90℃

図5-9　大豆粉水分散液のゲル化過程の加熱温度の影響

（吉村美紀，柴田文江，江藤正義ほか：大豆粉水分散液のグルコノ-δ-ラクトンによるゲル化過程のレオロジー的研究. 日本食品科学工学会誌；51（3）；117，2004.）

表5-7　大豆粉水分散液のゲル化過程の加熱温度の影響

加熱温度	t_0/min	k/min^{-1}	G' (N/m^2)	G'' (N/m^2)	tanδ
40℃	21		30	7	0.23
50℃	20		254	51	0.20
60℃	11	0.015	504	62	0.12
70℃	5	0.056	932	102	0.11
80℃	4	0.057	741	65	0.09
90℃	3	0.069	420	29	0.07

t_0：ゲル開始時間，k：速度定数，G'：貯蔵剛性率，G''：損失剛性率，tanδ：損失正接
（吉村美紀，柴田文江，江藤正義ほか：大豆粉水分散液のグルコノ-δ-ラクトンによるゲル化過程の
　レオロジー的研究. 日本食品科学工学会誌；51(3)；117, 2004.）

び貯蔵剛性率G'を時間tの関数$G'(t) = G'$sat$[1 - \exp\{-k(t - t_0)\}]$として，ゲル化速度定数kを示している（表5-7）。なお，G'satは時間が十分経過したのちのG'の平衡値である。加熱温度が高いほどゲル化開始が早く，ゲル化初期では，加熱温度が高いほど貯蔵剛性率G'，損失剛性率G''の変化は著しく，ゲル化速度定数kが高値を示した。70℃における貯蔵剛性率G'，損失剛性率G''がもっとも高くなり，80℃，90℃の順であった。これらは豆乳のゲル化の温度依存性[12]と同様の結果を得た。豆乳，ジェランガムやコンニャクグルコマンナンなどのゾルからゲルへの過程は，動的粘弾性時間依存測定でリアルタイムに捉えることができるので，よく用いられる方法である。しかし，測定中にゲルが離漿すると試料と測定ブレードの接触面で滑りが起こることがあり，そのような場合には貯蔵剛性率G'，損失剛性率G''の値が低くなることが考えられるため，注意が必要である。この大豆粉水分散液の凝固剤によるゲル化において，加熱温度が80℃，90℃の高温の場合，ゲル化速度定数が大きく，ゲルの形成後に離漿を起こし，剛性率が減少したことも考えられた。大豆粉水分散液のゲル化で，加熱温度の影響が大きいことは明らかである。

（4）動的粘弾性による角周波数依存性

　コンニャクグルコマンナン水溶液（0.35％，0.70％，1.05％，1.40％）を用いて，角周波数10^{-3}〜10^{2}rad/s^{-1}の範囲での貯蔵剛性率G'と損失剛性率G''の角周波数依存性を示す（図5-10）。動的粘弾性では，貯蔵剛性率G'と損失剛性率G''の角

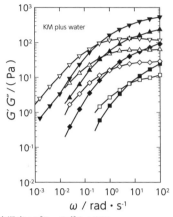

測定温度：5℃，ひずみ：0.04
■：0.35％ G'，□：0.35％ G''，◆：0.70％ G'，
◇：0.70％ G''，▲：1.05％ G'，△：1.05％ G''，
▼：1.40％ G'，▽：1.40％ G''

**図5-10　コンニャクグルコマンナン
ゾルの角周波数依存性**

（Yoshimura, M, Foster, T.J., Norton, I. et al.:
Rheological study and a phase diagram of
mixture of corn starch and konjac glucomannan.
Hydrocolloids; 2; ,Elsevier Science B.V.,2000.）

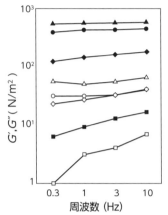

試料および測定温度
■：40℃ G'，□：40℃ G''，◆：50℃ G'，
◇：50℃ G''，▲：80℃ G'，△：80℃ G''，
●：90℃ G'，○：90℃ G''

**図5-11　大豆粉水分散液ゲルの周波数
依存性**

（吉村美紀，柴田文江，江藤正義ほか：大豆粉水
分散液のグルコノ-δ-ラクトンによるゲル化過
程のレオロジー的研究．日本食品科学工学会誌；
51(3)；118，2004.）

周波数依存性測定から，ゲル状食品の状態を「ゲル」，「降伏応力のある液体」，「濃厚溶液」，「希薄溶液」と判別できる[13)14)]。G' が G'' より一桁以上大きく G' と G'' に角周波数依存性がなく，特に低周波数領域で G' が平坦であるときに「ゲル」という。G' が G'' より大きいが一桁の違いはなく，G' と G'' に角周波数依存性がある場合は「降伏応力のある液体」と判断する。低周波数側で $G'' > G'$ を示し，高周波数側で $G' > G''$ を示すときに「濃厚溶液型挙動」と呼ばれ，鎖状高分子溶液に多くみられる挙動である。全周波数領域において $G'' > G'$ で G' も G'' も角周波数増加に伴い著しく増加するような挙動を示すと「希薄溶液型挙動」と呼ばれる。

　コンニャクグルコマンナン水溶液では，低周波数側では G'' が高く，途中で貯蔵剛性率 G' と損失剛性率 G'' は交差し，高周波数側では G' が高くなり，0.35％

の低濃度の状態においても濃厚溶液型挙動を示している。交差する角周波数は分子量が大きくなるほどあるいは濃度が高いほど低周波側に移動することが知られているが，同様にコンニャクグルコマンナン水溶液濃度は濃度の高いものの方が交差点は低周波数側に移動している。

15％の大豆粉水分散液にGDLを加え，それぞれ定められた温度で一定時間加熱後の時間依存性のみられなくなった試料の周波数0.3〜10 Hzでの周波数依存性を示す（図5-11）。40℃および50℃の低温加熱試料は，測定周波数範囲内で$G' > G''$であり，周波数にやや依存して大きくなる「降伏応力のある液体」の特徴を示すが，80℃と90℃の高温加熱ではG'とG''は周波数に依存せず$\tan\delta$＜0.1となり，「ゲル」の特徴を示している。

5．ゲル状食品の破断特性

食品にある力を加えて変形させ続けていると，ついに破壊する現象がみられる。目でみえる程度の大きさの割れ目が生じたときを破壊といい，二つ以上に分離する現象を破断という。破断を引き起こすために必要な力を破断応力，破断点までのひずみを破断ひずみ，仕事量を破断エネルギーという。破断応力，破断エネルギーは，食品の歯切れや，歯ごたえに対応する性質である。ゲル状食品の破断特性の測定法としては，定速での圧縮破断あるいは伸長破断による応力-ひずみの測定がある。また，一定応力下での圧縮あるいは伸長破断に至るクリープ破断がある。寒天ゲルを用いて定速圧縮破断とクリープ破断における破断特性を比較した報告[15]によれば，定速圧縮の破断応力の変動率が6.4％に対し，クリープ破断においては，変動率が19.8％と大きくなっている。破断の現象はきわめて確率的であり，試料内部の亀裂，損傷の有無だけでなく，これらの発生や伝播の仕方などが大きく影響することが知られている。クリープ破断ではこの確率的な現象が，圧縮破断よりも顕著に現れ変動率が大きくなったと考えられている。そのため，ゲル状食品の破断測定では，定速圧縮破断が行われることが多い。

（1）四種のゲル状食品の圧縮破断測定

　小林ら[3]による四種のゲル状食品の定速での圧縮破断測定を示す（図5-12）。大豆タンパク加熱ゲル，寒天ゲル，卵白ゲルの応力-ひずみ曲線は，明らかな破断点（図中〇印）で最大応力を示す脆性破断を示したのに対し，大豆タンパク未加熱ゲルは破断点がはっきりと認められない延性的な破断曲線である。大豆タンパク未加熱ゲルの応力-ひずみ曲線は，初期の弾性的な直線部分，ゲル内部に亀裂や流動が生じ応力の変化が少なくよく変形する塑性部分，さらに応力とひずみが徐々に増し，ゲルが次第に押し広げられる部分からなる曲線といえる。ひずみが小さい領域においてはひずみと応力は比例関係を示し，その比例係数が弾性率であり，これを初期弾性率と呼ぶ。ここでの初期弾性率では，寒天ゲルがもっとも大きく，大豆タンパク未加熱ゲルがもっとも小さく，微小変形領域内では，寒天ゲルがほかの三種のゲルより変形しにくいことがわかる。表5-8は破断特性値である。寒天ゲルはほかの三種のゲルよりもひずみが小さい状態で破断し，大豆タンパク加熱ゲルのひずみは著しく大きい。破断応力も

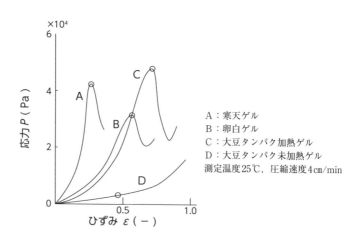

A：寒天ゲル
B：卵白ゲル
C：大豆タンパク加熱ゲル
D：大豆タンパク未加熱ゲル
測定温度25℃，圧縮速度4cm/min

図5-12　四種のゲル状食品の応力-ひずみ曲線

（小林三智子，赤羽ひろ，中浜信子：大豆たん白ゲルのレオロジー的性質について．家政学雑誌；
32(9)；663，1981．を単位変換）

表5-8　四種のゲル状食品の破断特性値

試　料	濃　度 (g/100mL)	ε_f (—)	P_f (Pa) ×10⁴	E_n (J/m³) ×10³
大豆タンパク 加熱ゲル	16	0.66	3.2	5.4
	18	0.74	5.1	9.0
	20	0.88	19.0	32.8
大豆タンパク 未加熱ゲル	16	0.29	0.14	0.26
	18	0.43	0.43	0.83
	20	0.55	2.0	3.8
寒天ゲル	1	0.28	4.4	4.2
卵白ゲル	12	0.59	3.4	6.3

ε_f：破断ひずみ，P_f：破断応力，E_n：破断エネルギー

（小林三智子，赤羽ひろ，中浜信子：大豆たん白ゲルのレオロジー的性質について．家政学雑誌；
32(9)；663，1981．を単位変換）

大豆タンパク加熱ゲルがもっとも大きい値を示した。このことは，大豆タンパ
ク質ゲルに比べて寒天ゲルの方がもろく壊れやすい，大豆タンパク加熱ゲルお
よび卵白ゲルは著しく大きく，よく変形するしなやかで破断しにくいゲルであ
るといえる。

　大豆タンパク加熱ゲルと未加熱ゲルの破断特性値は濃度の増加に伴い大きく
なる濃度依存性を示した。大豆タンパク加熱ゲルの破断応力および破断エネル
ギーは，未加熱ゲルに比べて著しく大きい値で，加熱ゲルは未加熱ゲルの十〜
二十倍となり，加熱により大豆タンパク質ゲルが硬くなった。

　破断測定では試料内部のわずかな亀裂，気泡などの構造欠陥が大きく影響を
与える確率的な現象なため，注意深く調製した試料を用いて数多く測定するこ
とが必要である。

（2）大変形領域と微小変形領域のレオロジー特性値の関係

　図5-13に四種のゲル状食品の大変形領域のレオロジー特性値である破断応
力P_fと微小変形領域のレオロジー特性値の貯蔵弾性率E'の関係を示す[3]。両者
には相関関係はみられず，寒天ゲルの貯蔵弾性率E'はほかの三種のゲルと比
較し著しく大きいが，破断応力P_fは20％の大豆タンパク加熱ゲルが著しく大

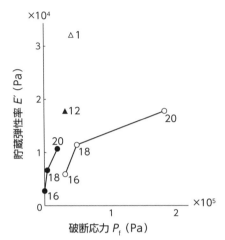

○：大豆タンパク加熱ゲル，　●：大豆タンパク未加熱ゲル，△：寒天ゲル，▲：卵白ゲル
＊図中の数字はゲルの濃度（g/100mL）

図5-13　破断応力と動的弾性率の関係

（小林三智子，赤羽ひろ，中浜信子：大豆たん白ゲルのレオロジー的性質について．家政学雑誌；
32(9)；665，1981．を単位変換）

きい値であった。寒天ゲルは弾性率がきわめて高く破断に弱いゲル，大豆タンパク加熱ゲルは弾性率があまり高くないがきわめて破断に強いゲル，卵白ゲルは弾性率も破断応力もあまり高くないゲルの特性をもつといえる。これらのことは，微小変形領域で硬いゲルが必ずしも大変形領域でゲル強度が大きくなるとは限らないことを示唆している。

　人が食べ物を味わうときには，指や舌で触れた感じなどの微小変形領域での現象と，口の中で噛み砕くなどの大変形領域の破断の現象が関係する。したがって，これらの異なる性質を示す微小変形と大変形の両領域で物性測定をすることは，ゲル状食品のレオロジー的性質を明らかにするうえで重要なことである。

引用文献

1 ）吉村美紀（森髙初惠，佐藤恵美子編著）：Ｎブックス調理科学（第5版），pp176-178，建帛社，2021.

2 ）吉村美紀，粂野恵子，赤羽ひろほか：かぼちゃゼリーの物性と嗜好性について．日本家政学会誌；45(5)；385-391，1994.

3 ）小林三智子，赤羽ひろ，中浜信子：大豆たん白質ゲルのレオロジー的性質について．家政学雑誌；32(9)；660-666，1981.

4 ）Sato, Y., and Nakayama, T. : Discussion of the binding quality of minced meats based on their rheological properties before and after heating. Journal of Texture Studies: 1(3); 309-326, 1970.

5 ）中浜信子：寒天ゲルのレオロジー的研究．家政学雑誌；17(4)；197-202，1966.

6 ）Nishinari, K.,Watase, M.: Effect of Alkali Pretreatment on the rheological properties of concentrated agar-agar gels. Carbohydrate Polymers; 3(1); 39-52, 1983.

7 ）磯崎初恵，赤羽ひろ，中浜信子：寒天ゲルの粘弾性．日本農芸化学会誌；50(6)；265-272，1976.

8 ）Bikbow, T.M., Grinberg, V.Y., Antonnov, Y.A., et al. : On the concentration dependence of the elasticity modulus of soybean globurin gels. Polymer Bulletin; 1(12); 865-869, 1979.

9 ）名倉秀子，赤羽ひろ，中浜信子：寒天ゲルの粘弾性の温度依存性．日本食品工業学会誌；31(5)；339-345，1984.

10）Yoshimura, M., Takaya, T., Nishinari K.: Effects of xyloglucan on the gelatinization and retrogradation of corn starch as studied by rheology and differential scanning calorimetry. Food Hydrocolloids; 13(2); 101-111, 1999.

11）吉村美紀，柴田文江，江藤正義ほか：大豆粉水分散液のグルコノ-δ-ラクトンによるゲル化過程のレオロジー的研究．日本食品科学工学会誌，51(3)，115-122，2004.

12）神山かおる，西成勝好：豆腐の物性測定に影響する諸因子の検討．日本食品科学工学会誌；39(8)；715-721，1992.

13）西成勝好，大越ひろ，神山かおるほか：食感創造ハンドブック，pp.160-161，pp.307-308，サイエンスフォーラム，2005.

14）Morris, E.R., Phillips, G.O., Wedlock, D.J. et al. : Gums and Stabilisers for the Food Industry 2. Pergamon Press; pp.57-77, 1987.

15）上市康子，大村公仁子，赤羽ひろほか：寒天ゲルの圧縮破断特性．家政学雑誌；
31（9）；643-647，1980.

参考文献

・川端晶子：食品物性学　レオロジーとテクスチャー，建帛社，1989.

・中濱信子，大越ひろ，森髙初惠：改訂新版おいしさのレオロジー，アイ・ケイ・
コーポレーション，2011.

・種谷真一，林弘通，川端晶子：食品物性用語辞典，養賢堂，1996.

・森髙初惠，佐藤恵美子編著：Nブックス調理科学（第5版），建帛社，2021.

・松本美鈴，平尾和子：新調理学プラス，光生館，2020.

・山野善正，大越ひろ監修：食品テクスチューの測定とおいしさ評価　食品構造と
レオロジー，咀嚼・嚥下感覚，機器測定・官能検査，調理・加工，エヌ・
ティー・エス，2021.

・西成勝好，勝田啓子，中沢文子ほか：新食感事典，サイエンスフォーラム，1999.

第6章　油脂を多く含む食品の物性

1. 油脂を多く含む食品とは

　バター，マヨネーズ，チョコレート，アイスクリームなどは，食用油脂（以下，油脂）を多く含むコロイド分散系の食品（以下，油脂食品）である。油脂を多く含む食品にはほかにも，揚げ物，バターケーキ，クッキー，パイといった焼き菓子などの多孔質食品がある。

　純粋な油脂は無味無臭であり，油脂や油脂食品のおいしさには油脂の構造や物性に起因するテクスチャーが重要とされる。食品の状態に応じて，クリーミーさ，濃厚さ，厚み，口どけ，なめらかさ，油っぽさ（脂っぽさ），もろさ，砕けやすさなどが口中で感じられる。実際には，油脂の抽出時にさまざまな脂溶性成分が溶け込むため，特有の芳香を有する油脂もあり，その風味もおいしさに関与する。

2. 油脂の種類と物性

（1）油脂の分類（油と脂）

　油脂は，1分子のグリセロールに3分子の脂肪酸がエステル結合したトリアシルグリセロールである。脂肪酸には，炭素鎖中に二重結合を含まない飽和脂肪酸（ステアリン酸（$C_{18:0}$），パルミチン酸（$C_{16:0}$）など）と，二重結合を一つ以上含む不飽和脂肪酸（オレイン酸（$C_{18:1}$），リノール酸（$C_{18:2}$）など）があり，油脂

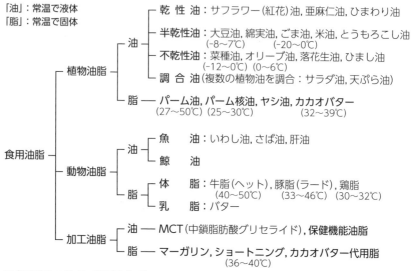

図6-1　食用油脂の分類と融点・凝固点

の融点や生理機能などの性質は，脂肪酸の種類や組成によって異なる。

　油脂の分類を図6-1に示す。食用油脂は，植物油脂，動物油脂，加工油脂に大別される。さらに，融点により，常温（20～25℃付近）で液体状態の「油」と固体状態の「脂」に分けられる。不飽和脂肪酸の多いものは油，飽和脂肪酸の多いものは脂である。ほとんどの植物油脂は油であるが，パーム油やカカオバターなどの脂もある。一方，動物油脂はほとんどが脂であるが，魚油は高度不飽和脂肪酸を多く含むため油である。

　また，植物油脂はヨウ素価（油脂中の脂肪酸の不飽和度を示す指標）が130以上の乾性油，90～130の半乾性油，90以下の不乾性油に分けられる。ヨウ素価が高い乾性油ほど不飽和脂肪酸の含量が多く，自動酸化を受けて粘度が高くなり固化しやすい。加工油脂は，植物油脂に水素添加やエステル交換などの加工をし物性を変えたマーガリンやカカオバター代用脂などのほか，生活習慣病予防に着目した保健機能食品としての油脂などがある。

（2）油脂の構造・物性および調理加工特性

　油脂の構造・物性および構造・物性に起因する調理加工特性には，疎水性，乳化性，温度依存性（粘性，融解性，可塑性）などがある。油脂の物性を水と比較して示したものが表6-1である。

1）疎水性

　油脂は疎水性を示すので，水とは混ざらない。そのため，食品や器具の表面に油脂を塗り，水や水溶性高分子（デンプンやタンパク質）との接触を避け，食品間での水の染み込みや，食品と器具の接着を防ぐ。例として，サンドイッチのパンにバターを塗り具材の水分がパンに染み込むのを防ぐ，ケーキ，プディング，ゼラチンゼリーの型に油脂を塗り型から外しやすくする，肉や魚を焼くときに鍋に油脂を塗りくっつかないようにする，などがあげられる。

2）乳化性

　油脂は疎水性に加え，密度が水よりもやや小さく軽い（表6-1）。そのため，水に油を入れると油は水面に浮き上がる。しかし，油と水に乳化剤を添加し撹拌すれば，一方が細粒となって混ざり合い（乳化），エマルションとなる。

表6-1　調理・加工特性に関連する油脂と水の物性

	温　度	油　脂	水
密　　度（kg/m³）	20℃	910 - 920（菜種油）	998
粘　　度（mPa・s）	25℃	700（ひまし油）	0.89
	100℃	16.9（ひまし油）	0.282
表面張力（N・m）	20℃	0.032（オリーブ油）	0.073
沸　　点（℃）1気圧		（300）（オリーブ油）	100
比　　熱（kJ/（kg・K）	7℃	1.97（オリーブ油）	4.2
	20℃	2.04（菜種油）	4.18
比誘電率	20℃	2.2（パラフィン油）	80

香西みどり：理科年表（文部科学省国立天文台編）より作成

（香西みどり（山野善正編）：油脂のおいしさと科学　メカニズムから構造・状態，調理・加工まで，エヌ・ティー・エス，p.173，2016.）

3）温度依存性

　油脂は温度変化しやすく，それに伴って構造・物性が変化する。特に固体脂では，体温付近や調理加工中の温度（室温や加熱温度）で固体から液体に状態変化が起こるため，食べたときのテクスチャーや調理加工の操作性に大きく影響する。

a. 比熱と分子間力

　① 高温の熱媒体　表6-1に示されるように，油脂の比熱は水の約1/2と小さいため温度変化しやすい。また，油脂の分子間力はファンデルワールス力（van der Waals force）であるのに対し，水の分子間力は水素結合であるため，油脂の分子間力は水よりも非常に弱い。そのため，油脂は加熱によって水の沸点よりも高温に達しやすい。したがって，高温での加熱調理の熱媒体に油脂が利用される。焼く・炒める・揚げるといった乾式加熱では，油脂を熱媒体に利用することで，130〜220℃付近での高温・短時間加熱が可能となる。

　油脂には沸点がないため，加熱すると温度上昇が続き，やがて発煙点（煙が出始める温度），引火点（油脂の表面から蒸散する低分子物質に引火する温度），発火点（自然に発火する温度）に達する。植物油ではおおよそ，発煙点230〜245℃，引火点300〜320℃，発火点370〜400℃である。

　② 高温加熱に伴う水と油脂の交替　揚げ物では，高温で加熱するため，食品中の水が揚げ油の中へと激しく蒸発する。代わりに食品には油脂が浸透し，水と油脂との交替が起こる。このとき，水の蒸発潜熱が2.3 kJ/gと大きいため，食材の投入量に応じて油温の低下が起こる。また，油脂の比熱が小さいため，高温加熱が可能となると同時に，食材を多く投入すれば油温の低下が起こりやすい。一方，油脂の粘性は水よりかなり大きいため（表6-1），対流が起こりにくく，油温の上昇に時間がかかる。したがって，加熱途中で揚げ油に撹拌を加えて強制対流を起こしながら温度管理するとよい。

　揚げ物の水と油脂の交替に関連し，フライのサクサク感などのテクスチャーは，用いる油脂の種類により異なることが知られている。また，ポテトチップスでは，二度揚げ（150℃程度での脱水目的の加熱と180℃程度での適度な着色

が目的の二段階加熱）を行うが，150℃程度でじっくりと脱水を行っておくと，吸油量は増えるがカラリと揚がるため油っこさを感じない。逆に脱水が不十分だと，吸油量は少なくても油っこく感じる。

b. 油の粘性

① ニュートン流体　液体油はニュートン流体である。油の粘性は，室温においては油の種類によりかなり異なるが，100℃以上になるとほとんど差がなくなる。また，油は常温から温度を下げると白っぽく凝固する。

② 劣化油　油を高温で長時間使用すると，熱酸化が進んで過酸化物が生成され，過酸化物は蓄積されずに分解または重合し，劣化する。油は劣化により，粘性が高くなり，泡立ちが増す。劣化油で揚げ調理を行うと，水と油の交替がうまくいかず，表面がべたついた仕上がりになる。

c. 脂の融解性　固体脂では，油脂の融点（図6-1）が，テクスチャーや調理加工の操作性に大きく影響する。融点は油脂の種類によって異なり，一般に脂肪酸の炭素数が多いほど融点が高く，不飽和度が高いほど融点が低い。固体脂は常温では固体だが，体温付近や調理加工中の温度帯（室温や加熱温度）に融点があり，固体から液体に融解する。

① 口どけ　脂の融点が体温付近か体温以下のバターやラードなどは，食べたときの口どけがよく，なめらかに感じられる。これに対し，融点が体温より高いヘットは，口ざわりが悪く，特に冷えた状態で食べるのには向いていない。

② 調理加工への利用　揚げ物の熱媒体には植物性の液体油がよく用いられるが，固体脂も加熱すれば液体になるのでラードやパーム油なども使用される。また，焼き物や炒め物には，バター，マーガリン，ラードなどが同様に用いられる。ただし，冷えると再び固まり，料理の外観やテクスチャーを損なうことがあるので，冷えてから食べる場合には液体油を用いる方がよい。チョコレートコーティングのように一度融解させた脂で食品の表面をコーティングすることもある。一方で，クッキーやパイなどの調理加工では，固体脂を固形のまま用いる。

d. 脂の可塑性　固体脂は，力を加えると自由に形が変わり，力を除いてもそのままの形を保つことができる。この性質を可塑性という。この性質により，パンにバターを薄く塗る（展延性），チョコレートを割る，バタークリーム，バターケーキ，クッキー，パイなどをつくることができる。ただし，可塑性は固体脂含量，温度，結晶性（油脂結晶の結晶ネットワークおよび結晶多形）の影響を受ける。

① 固体脂指数　可塑性に影響する固体脂含量の指標である。一見，固形の油脂でも固体脂と液体油が混在しており，固体脂指数は，次式により，固体脂と液体油の割合を示したものである。

$$固体脂指数（SFI：solid fat index）= \frac{固体脂量}{総油脂量} \times 100（\%）$$

固体脂指数と温度の関係を図6-2に示す。温度が下がると固体脂の割合が増え，温度が上がると液状油の割合が増える。クッキーやパイなどに用いる

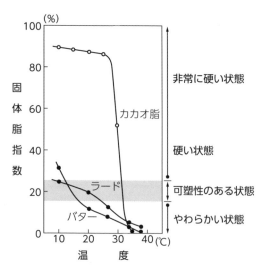

※カカオ脂＝カカオバター

図6-2　各種固体脂の固体脂指数

（川端晶子：食品物性学　レオロジーとテクスチャー，建帛社，p.181，1989．※は筆者加筆）

油脂の固体脂指数は15～25％くらいがよいとされており，10％以下だとやわらかすぎて一定の形が保てず，40％以上だと硬すぎて扱いにくい。また，可塑性を保持する温度範囲は油脂の種類によって異なる。カカオバターからつくられるチョコレートのように，硬くてもパリッと折れやすく（スナップ性），口に入れるとすぐに溶けるものは，可塑性を示す温度範囲が狭い。クッキーやパイなど練り込みや折り込みが必要な調理加工には，可塑性を示す温度範囲が広い油脂が向く。バター，ラード，ショートニングなどが用いられるが，バターは可塑性範囲が13～18℃と比較的狭く，冷蔵温度では硬い状態で展延性に欠けるため，温度管理が重要となる。

② 結晶性　前述したように，一見固形の油脂でも固体脂と液体油が混在しており，固体脂部分には微細な油脂の結晶を含んでいる。この結晶の結晶性（結晶ネットワークおよび結晶多形）が可塑性に影響を与える。

　図6-3に，固体脂を融点以上で液体状態にして他成分と混合した後の，油脂結晶ネットワークの形成過程を示す。再結晶化により，製品として望ましい準安定状態にする（p.118参照）が，その後，流通・保存段階で固体脂成分の相分離や結晶の粗大化（図6-4）が生じて変性し，機能性やテクスチャーが

時　　間	物理現象	サイズ
～秒	過冷却・過飽和液体	
	↓	
～分	結晶の核形成	～50 nm
	↓	
～時間	結晶成長	200 nm～1 μm
	↓ 温度制御（テンパリング），熟成	
～日	再結晶化	1 μm～20 μm
	↓	
～月	相分離・粗大化	20 μm～100 μm

図6-3　油脂結晶ネットワークの形成過程

（西成勝好：食品ハイドロコロイドの開発と応用，シーエムシー出版，p.92，2007．を改変）

微細結晶の分散

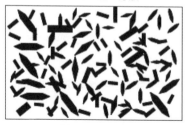

良好なテクスチャー

粗大結晶の凝集

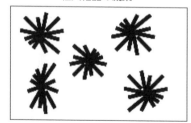

機能性の低下

図6-4　結晶の凝集化

（佐藤清隆（西成勝好編）：食品ハイドロコロイドの開発と応用，シーエムシー出版，p.97，2007.）

低下することがある。

　結晶ネットワークの形成に大きく影響するのが，結晶多形である（表6-2）。油脂結晶は，化学的組成は同じだが異なる結晶構造をもち，性質が異なる複数の結晶多形（α, β', β型など）に転移する多形現象を有する。通常，融けた油脂を急冷固化するともっとも不安定なα型が析出する。$\alpha < \beta' < \beta$型の順に安定であるが，一度安定な結晶に転移すると，もとの結晶には戻らない。結晶多形の最適な発現状態は油脂食品の物理状態によって異なるとともに，

表6-2　油脂結晶の多形現象

	多形	密度	融点	特　徴	特　性	油脂食品の例 （最適状態）
転移（不可逆）	α	最小	最低	無定形的で 不安定	コーティング性	ビタミンCの油脂 コーティング錠剤
	β'	中間	中間	微細な結晶 ネットワークを 形成する	展延性	マーガリン， ファットスプレッド
				微細な気泡を 取り込みやすい	クリーミング性	ショートニング， アイスクリーム
	β	最大	最高	固くて針状の粗大な 結晶になりやすい	つや・ スナップ性	チョコレート

（β'で転移が止まるものもある）

結晶形は食品の物性に大きく影響するため，求められる特性に応じた制御が重要である。

③クリーミング性　可塑性を利用し固体脂を撹拌すると，空気を細かい気泡として抱き込み，なめらかなクリーム状となる性質をクリーミング性という。固体脂の結晶が微細であるほど気泡は抱き込まれやすく，クリーミング性が大きい。一般に，クリーミング性は，ショートニング＞マーガリン＞バターの順に大きい。動物油脂は粒子の結晶が粗いため，バターのクリーミング性は小さいが，22〜25℃に一定時間保存後，同温度下で撹拌するとクリーミング性が向上する。また，ショートニングやマーガリンは加工技術により油脂の結晶を細かくしているため，クリーミング性が大きい。

　バターに砂糖などを加えてよく撹拌したバタークリームは，変形が容易で，デコレーションに用いることができ，細かい気泡が分散しているため口あたりも軽い。バターケーキ（カップケーキ，パウンドケーキなど）では，バターに砂糖を加えてよく撹拌したものをベースに生地をつくる。細かく分散された気泡により生地の体積が増し，焼成によってそれらの気泡が熱膨張するため，きめの整った膨らんだケーキに仕上がる。

④ショートニング性　小麦粉で生地をつくる際に多量の固体脂を加えて焼くと，もろさ，砕けやすさ（ショートネス）を与える性質をショートニング性という。この性質は，クッキーやパイなどに利用されている（第9章参照）。疎水性と可塑性を示す油脂が小麦粉のタンパク質やデンプン粒子のまわりに薄膜状に広がることで，これらの成分が吸水を妨げられ，グルテン形成やデンプンの糊化が抑制されることにより生じる性質である。

3. 油脂食品の物理的状態と構造・物性

　一般にコロイド分散系の油脂食品は，融解→撹拌・混合→冷却→温度制御（テンパリング）→熟成の工程で製造される。これらはおもに，固体サスペンション，ゲル，エマルション，ホイップ（泡沫）の状態で存在している（図6-5）。

状　態	食品例	構　造	特　性
固体サスペンション	チョコレート	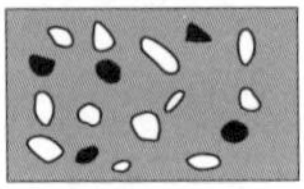	融解性 テクスチャー
ゲ　ル	ショートニング	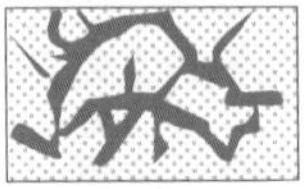	保形性 テクスチャー
エマルション 　　　　W/O型	バター マーガリン	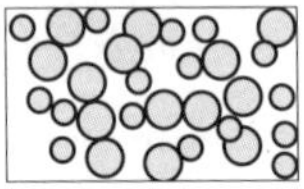	分散性 テクスチャー
O/W型	マヨネーズ	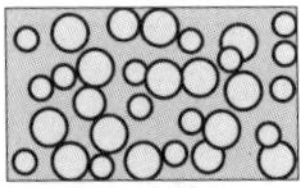	分散性 包含性
ホイップ（泡沫）	ホイップクリーム アイスクリーム	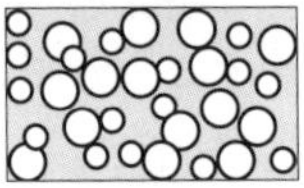	分散性 保形性

図6-5　油脂食品の物理的状態と特性

（西成勝好：食品ハイドロコロイドの開発と応用，シーエムシー出版，p.90，2007．を基に改変）

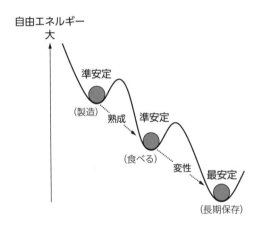

図6-6　物理的熟成の考え方

（佐藤清隆（西成勝好編）：食品ハイドロコロイドの開発と応用，シーエムシー出版，p.90，2007．）

いずれも熱力学的にみる安定性は，最安定な状態ではなく，準安定な状態となるように製造され，熟成後の食べる段階でも準安定な状態にある（図6-6）。例えば，準安定な状態にある固体サスペンションのチョコレートは融解性を発揮し，エマルションやホイップは分散性を発揮する。このことが油脂食品のおいしさにとって重要である。最安定状態に移行すると物理的に変性した状態となり，おいしさを損なう。

（1）固体サスペンション：チョコレート

1）結晶性・可塑性・融解性の利用

　チョコレートはカカオバター（もしくはパーム油やヤシ油から製造されるカカオバター代用脂）の結晶性・可塑性・融解性を利用した固体サスペンションである。チョコレートのおいしさには物理的要因が大きく関与し，表面のつや，室温でパリっと折れるスナップ性，速やかな口どけ，口どけに伴う冷涼感，口中でのなめらかさや舌ざわりなどを生みだす。また，カカオバターの結晶粒子の形態や大きさ，凝集性・配向性が，つや，スナップ性，なめらかさを，体温直下の30℃前後でのシャープな融点や融解熱（吸熱反応）が，口どけや冷涼感を生む。

2）構造と物性

　ミルクチョコレートは，カカオバターにカカオマス，砂糖，粉乳等を加えて微粒子化したフレーク状のものを混錬（コンチング）してペースト状にし，テンパリングによりカカオバターを結晶化させ，成形し熟成したものである。図6-7のように，カカオマス，砂糖，粉乳の固体粉末粒子が分散媒のカカオバター結晶の中に分散した固体サスペンション構造をしている。水溶性の砂糖や粉乳は，油脂に溶け

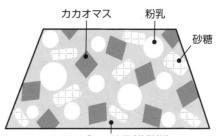

図6-7　ミルクチョコレートの内部構造モデル

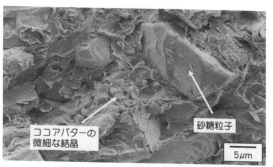

※ココアバター＝カカオバター（ベルギー・ゲント大学のDewettick教授の提供）

図6-8　チョコレート表面の走査型電子顕微鏡写真

（佐藤清隆（山野善正編）：進化する食品テクスチャー研究，エヌ・ティー・エス，p.356，2011．※は
筆者加筆）

ないので，水溶性と脂溶性の固体が相互に溶解せず分散した状態である。調理の際，チョコレートを50℃前後の湯せんにかけるのは，カカオバターのみを融かして，砂糖や粉乳は固体状のまま分散した状態を保持するためである。直火にかけると，砂糖や粉乳まで溶けてしまい分離する。

　カカオバターの結晶は，平板状の微細粒子となっている（図6-8）。また，なめらかなテクスチャーに仕上がるように，砂糖など油脂以外の成分は，人がざらつき感を感知する最小の粒子径とほぼ同じ20 µm以下に微粒子化されている。

　① テンパリング　カカオバターの結晶形はⅠ～Ⅵの六種類あり，温度により結晶形が転移する（図6-9）。Ⅴ型とⅥ型が安定型（β型）であるが，最適な融点や密度でつやや口どけがよいⅤ型になるように厳密な温度制御（テンパリング）により，カカオバターの結晶形が制御される。

　② 熟成　テンパリングによる結晶化後に約20℃で1か月程度保存される工程である。この間に化学的熟成と物理的熟成が生じる。化学的熟成により，甘味と苦味がなじみ，香りが一定となる。物理的熟成により，結晶ネットワークが形成されてカカオバターの粒子径が変化しなくなり，望ましいテクスチャーになる。

　③ ファットブルーム（fat bloom）　一般的な板チョコでは，保存中に28℃

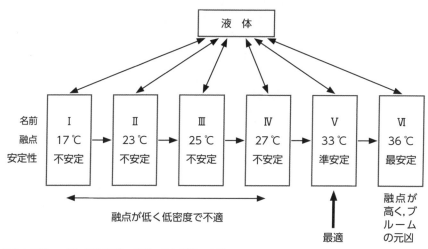

※ⅠとⅡ型＝α型，ⅢとⅣ型＝β'型，ⅤとⅥ型＝β型

図6-9　カカオバターの結晶多形

（佐藤清隆（西成勝好編）：食品ハイドロコロイドの開発と応用，シーエムシー出版，p.100，2007．※は筆者加筆）

以上の高温に長時間さらされると融ける。その後再び固まると，表面のつやが失われて白く粉をふき，食べるとざらついて口どけも悪くなる現象をいう。ファットブルームでは，カカオバターの結晶がⅤ型からⅥ型に転移して融点が高くなるため，口どけが悪くなる。また，カカオバターの微結晶が凝集して粗大化し，結晶粒子の分散性が低下するため，表面が乱反射し

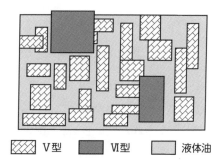

図6-10　カカオバター結晶のⅤ→Ⅵ多形転移とファットブルーム

（佐藤清隆（山野善正編）：進化する食品テクスチャー研究，エヌ・ティー・エス，p.370，2011．）

て白くみえるとともに，ざらついたテクスチャーとなる（図6-10，6-11）。

121

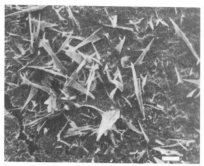

図6-11　ファットブルームを起こしたチョコレートの表面構造の走査型電子顕微鏡写真（スケールバーは10 μm）

（佐藤清隆（山野善正編）：進化する食品テクスチャー研究，エヌ・ティー・エス，p.366，2011.）

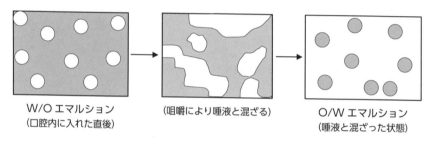

W/O エマルション
（口腔内に入れた直後）　　（咀嚼により唾液と混ざる）　　O/W エマルション
（唾液と混ざった状態）

図6-12　チョコレートの口腔内での状態変化（転相）

④ 口腔内での状態変化　カカオバターの30℃前後でのシャープな融点がチョコレートの速やかな口どけを生む（図6-12）。この特徴的な融点は，Ⅴ型に制御された結晶形と脂肪酸組成によるものである。また，融解熱（吸熱反応）によってチョコレートに接する舌や口蓋の温度が低下するため，冷涼感がある。さらに，カカオバターの急激な融解により，食べる前の固体サスペンションから状態が変化し，時間的に味覚が変化する。

　板チョコの場合，最初に口中でカカオバターが融解して液状になると油中水滴（W/O）型エマルションとなって脂溶性の味や香りが発現し，その後，咀嚼に伴い唾液が増えてくると水中油滴（O/W）型エマルションに転相して水溶性の味や香りが発現する（図6-12）。

（2）ゲル：ショートニング

　ゲル状態の油脂食品には，分散媒である高融点油脂の中に液体油が分散したショートニングがある。ゲル状態の形成には，製造工程で加えられる乳化剤が欠かせない。

　ショートニングはラードの代替品として開発された加工脂である。マーガリンとほぼ同じ製法でつくられるが，ショートニングはマーガリンと異なり水分をほとんど含まない。原料油脂に乳化剤，酸化防止剤などを混ぜて加温した後，10〜20％窒素ガスを加える（含気）もしくは加えないで急冷し，練りあわされる。含気，急冷，練りあわせは，可塑性を向上させるために行われる。原料油脂には，植物油脂のヤシ油・大豆油・綿実油，動物油脂の魚油・ヘット・ラード，硬化油などが用いられる。硬化油は，油脂中の不飽和脂肪酸の二重結合に水素を付加させる水素添加を行った油脂のことである。水素添加により飽和脂肪酸が増えるため，融点が上がって液体油から固体脂に変化し，酸化安定性も向上する。天然油脂の二重結合はすべてシス（*cis*）型であるが，硬化油ではトランス（*trans*）型を含む。トランス脂肪酸はシス脂肪酸よりも融点が高い。ショートニングには，可塑性，ショートニング性，クリーミング性，乳化性などの加工性が付与されており，製菓，製パン，フライなどの業務用に使用されている。

（3）エマルション

　エマルションの油脂食品は多い（第1章，p.11参照）。ここでは，油中水滴（W/O）型エマルションであるバター，マーガリン，水中油滴（O/W）型エマルションのマヨネーズについて取りあげる。

1）油中水滴（W/O）型

　分散媒の油相は液体油と固体脂の混合状態にある（p.114，d-①参照）。固体脂部分の結晶ネットワークが可塑性に影響する。クッキーやパイなど練り込みや折り込みが必要な調理加工では，可塑性を示す温度範囲が広く，温度変化によ

る硬さや粘性の変化が少ない特性が求められる。またパンに薄く塗りたいなどの場合は，冷蔵庫から出した直後でも展延性が高く，口中で速やかに融ける特性が求められる。

①バター　バターは主成分の乳脂肪81％や水分16％などからなる。原料のクリーム（脂肪分約30〜40％のO/W型エマルション）を殺菌し酵素を失活させた後，3〜10℃で8〜12時間熟成され，その後，10℃前後で激しく撹拌（チャーニング）される。このチャーニングにおいて乳脂肪球同士が衝突して凝集し，O/W型エマルションからW/O型エマルションへの転相が起きて，バター粒が形成される。バター粒を冷水で洗浄し，練りあわされた（ワーキング）後，成型されたものがバターである。バターでは，分散媒である乳脂肪中に，無脂乳固形分などを含む水滴が分散している。

バターは常温でチキソトロピーの性質を示す。すなわち，硬いバターを練ると結晶脂肪粒子同士の摩擦により結晶脂肪は融解し，放置しておくと再び融解脂肪の結晶化により硬くなる。

②マーガリン　マーガリンはバターの代替品として開発された加工脂である。マーガリンはショートニングとほぼ同じ製法でつくられるが，ショートニングと違って水分を加えて乳化させる。したがって，マーガリンは，油脂（80％以上）に水（16〜20％）が分散したW/O型エマルションである。

2）水中油滴（O/W）型：マヨネーズ

マヨネーズは，卵黄中の低密度リポタンパク質（LDL）とリン脂質であるレシチンの乳化性および撹拌を利用して，調味料や香辛料を溶かした酢（もしくは柑橘類の果汁）と卵中の水の中に，20 μm前後の植物油粒子を分散させた，O/W型のエマルションである。新鮮卵を用いるほどレシチンが多く含まれ乳化安定性が高い。香辛料では辛子を用いると，卵黄との共存により補助乳化剤として作用する。植物油は冷蔵しても混濁しない精製度の高い油を用いるとよい。マヨネーズは半固体状に保形性を示すのが特徴的であるが，これは，植物油の分散による粒子の詰め込み効果による。マヨネーズでは植物油の体積分率がほぼ0.7以上で半固体状になることから，マヨネーズの油分は65％（重量百分

率）以上となっている。油分は多いが，分散媒が水相であるため，口あたりが油っぽくない。

　マヨネーズはチキソトロピーの性質をもつ。また，調製時によく撹拌すると，油滴の平均粒子径が小さくなり，粘性や保形性が増す[4]。乳化機を使用する市販品のマヨネーズは，油滴が均質かつ微細に分散されるため，自家製に比べて分離しにくく，なめらかである。マヨネーズを加熱・冷凍すると，乳化剤であるLDLが変性してエマルションが不安定になるため，油が分離する。

（4）ホイップ（泡沫：foam）

　ホイップ（泡沫）状態の油脂食品には，水相や氷の微細結晶の内部に気泡を含んだホイップクリームやアイスクリームなどがある。泡立てることにより，可塑性，保形性を示す。ホイップクリームやアイスクリームの体積増加率をオーバーランといい，気泡を抱き込む程度を示す。オーバーランが高いと口あたりが軽く，口どけがよい。

1）ホイップクリーム

　クリームは，乳脂肪分を18％以上含むO/W型エマルションであり，ホイップクリームには乳脂肪分を35〜50％含むものが使用される。乳脂肪のみ以外に，植物性油脂や乳化剤，安定剤を用いたクリームもある。

　クリームを撹拌すると，疎水性の気泡の表面にタンパク質が乳化剤の役割をして吸着し，そこへさらに脂肪球や油脂結晶粒子が凝集してつながり，気泡を膜状に取り囲むことで，ホイップクリームができる（図6-13）。脂肪含量が多く，脂肪粒子が大きいほど凝集が起こりやすく，泡が安定化しやすい。

　脂肪の凝集は5〜10℃で起こりやすいため，氷水で冷やしながら泡立てるとよい。泡立て温度が高い（15℃）と短時間で泡立つが，オーバーランが低くなる。乳脂肪のみのクリームは，植物性脂肪混合のクリームよりも短時間で泡立つが，泡立てすぎると脂肪が分離する（図6-14）。また，乳脂肪の融点は32℃付近にあり，泡立てたホイップクリームを室温に放置すると，凝集した固体脂の部分が次第に液状化して泡が消失してしまう。

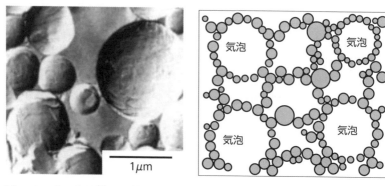

(a) フリーズレプリカ電子顕微鏡写真　　　　　　　(b) 構造モデル

図6-13　ホイップクリームの構造モデル

（佐藤清隆（西成勝好編）：食品ハイドロコロイドの開発と応用，シーエムシー出版，p.109，2007.）

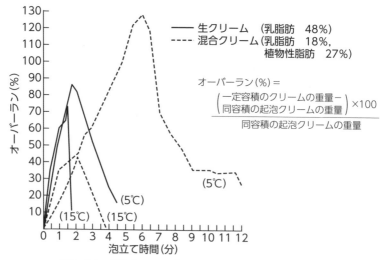

図6-14　5℃または15℃におけるクリームの起泡性

（松本睦子ほか：市販クリームの起泡性と起泡クリームの特性．日本調理科学会誌；11(3)；189, 1978.
を改変）

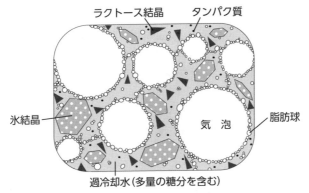

図6-15　アイスクリームの構造モデル

（西成勝好：食品ハイドロコロイドの開発と応用，シーエムシー出版，p.110，2007．を基に改変）

2) アイスクリーム

　アイスクリームは，多量の糖分を含む過冷却水の中に気泡（約50％），氷結晶（約25％），ラクトース結晶，などが分散した複雑な分散系である（図6-15）。アイスクリームの製造では，乳原料，植物油脂，糖類，乳化剤，安定剤などの原材料を混合した後，均質化処理により脂肪球を1〜2μm程度に細分化して均質な乳化状態にした後，5℃以下で3〜6時間熟成し，その後空気を混入させて撹拌しながら急速凍結し，氷結晶，気泡などを細かく均一に分散させる。脂肪球の凝集度合や，分散した気泡・氷結晶の状態などにより，クリーミーさ，なめらかさ，均一性，フレーバーの放出，冷感性などのおいしさが決定される。口あたりをよくするために，氷晶と気泡の大きさは約50μm以下がよい。凝集した脂肪球により安定化された細かな気泡が，アイスクリームの軽量化，口中での変形しやすさ，やわらかな口あたり，冷凍感の緩和に役立っている。

　アイスクリームを解凍しても油脂が分離しないのは，製造過程において脂肪球を細分化して均質な乳化状態にし，クリーム層の形成を阻止しているためである。

引用文献

1）鬼頭誠，佐々木隆造：食品化学，文永堂出版，p.57，1992.
2）福場博保：新調理科学講座 I 調理と化学，朝倉書店，p.59，1971.
3）山野善正：油脂のおいしさと科学 メカニズムから構造・状態，調理・加工まで，エヌ・ティー・エス，p.175，2016.
4）赤羽ひろ，柳瀬仁茂，中浜信子：マヨネーズの性状について ―仕上攪拌時間の影響―．家政学雑誌；29（6）；362-368，1978.

参考文献

・川端晶子：食品物性学　レオロジーとテクスチャー，建帛社，1989.
・西成勝好，中沢文子，勝田啓子ほか：新食感事典，サイエンスフォーラム，1999.
・西成勝好，大越ひろ，神山かおるほか：食感創造ハンドブック，サイエンスフォーラム，2005.
・西成勝好：食品ハイドロコロイドの開発と応用，シーエムシー出版，2007.
・山崎清子，島田キミエ，渋川祥子ほか：NEW 調理と理論，同文書院，2011.
・山野善正：進化する食品テクスチャー研究，エヌ・ティー・エス，493，2011.
・本間清一，村田容常：食品加工貯蔵学，東京化学同人，2016.
・山野善正：油脂のおいしさと科学 メカニズムから構造・状態，調理・加工まで，エヌ・ティー・エス，2016.

第7章 植物性食品の物性

1. 野菜・果実

(1) 浸透圧と力学特性（テクスチャー）

　生で食する野菜類は水分含量が多く，細胞中の水の移動がテクスチャーに影響を及ぼす。水の移動は細胞膜の半透性により生じる。野菜に食塩（塩化ナトリウム）をふりかけると，細胞外の水分中に食塩が溶解し，高濃度の食塩水になる。このとき半透性の細胞膜は食塩を通さず，細胞外の食塩濃度が細胞内よりも高くなる。この濃度差により細胞内外の浸透圧に差が生じ，浸透圧が等しくなるように細胞内から細胞外へ水の移動が生じる。その結果，細胞が縮み野菜はしおれた状態になる。

　一方，野菜を水に浸すと高濃度の食塩水とは逆の現象が生じる。すなわち細胞外から細胞内へ水の移動が生じ，細胞が膨らみ野菜は張りのある状態になる。

(2) ペクチンとゲル化

　ペクチン（pectin）は，野菜，果実など多くの被子植物の細胞壁や中葉に含まれている多糖類である。植物組織の硬さの保持に役立っており，野菜，果実の成熟度や加熱による軟化現象に深くかかわっている。

　増粘剤やゲル化剤として利用されるペクチンは，レモン，オレンジ，グレープフルーツなどの柑橘類の果皮やリンゴの搾汁残渣を原料として，植物細胞壁から抽出される。水溶性で，ホモガラクツロナン（HGA），ラムノガラクツロ

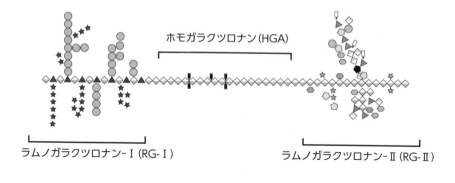

ホモガラクツロナン（HGA）

ラムノガラクツロナン-Ⅰ（RG-Ⅰ）

ラムノガラクツロナン-Ⅱ（RG-Ⅱ）

◇ D- ガラクツロン酸　　　　　　　▲ L- フコース
✻ L- アラビノース　　　　　　　　❗ O- メチル
⬠ D- アピオース　　　　　　　　　◇ D- グルクロン酸
☆ D- キシロース　　　　　　　　　⬮ 3- デオキシ-リキソ-ヘプツロン酸
⬟ L- アセリ酸　　　　　　　　　　⬭ 3- デオキシ-マンノ-オクツロン酸
▲ L- ラムノース　　　　　　　　　⬚ O- アセチル
◉ D- ガラクトース

図7-1　ペクチンの化学構造の模式図

(Cao, Ly., Lu, W., Mata, A. et al.: Egg-box model-based gelation of alginate and pectin: A review
Carbohydrate Polymers; 242; 116389, 2020. を日本語に訳)

ナン-Ⅰ（RG-Ⅰ），ラムノガラクツロナン-Ⅱ（RG-Ⅱ）の三つの構造領域で構成され，HGAが大部分を占める（図7-1）。HGAはガラクツロン酸がα-（1→4）-結合した直鎖状多糖類で，ガラクツロン酸の一部のカルボキシ基はメチルエステル化されている。メチルエステル化の度合い（degree of methyl esterification; DM）（DM値）によって二つに分類されており，DM値が50％以上ものは高メトキシ（HM）ペクチン，50％未満のものは低メトキシ（LM）ペクチンと呼ぶ。高メトキシペクチンはジャム，マーマレード，ゼリーなどのゲル化剤やヨーグルト飲料など乳タンパク質安定剤として利用されている。低メトキシペクチンは，低糖度ジャムやミルクデザートのゲル化剤，アイスクリーム用安定剤として利用されるほか，Ca^{2+}とのゲル化作用を直接利用する食品（商品名：フルー

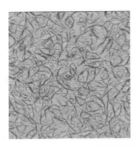

※ゲルを薄くスライスし（1 mm），マイカ基盤表面に貼り付け5〜10分後，
ゲルを基盤表面からはがしたマイカ基盤をAFMにて観察している。
ゲルのpH；3.41，画像の面積；1μm²

図7-2　高メトキシペクチンゲルのAFM画像

（Fishman, M. L., Cooke, P. H., Chau, H. K., et al.: Global structures of high methoxyl pectin from
solution and in gels. Biomacromolecules; 8; 577, 2007. ※は筆者加筆）

チェ）などがある。

　高メトキシペクチンの水溶液は，酸性（pH＜3.5）で，高濃度の糖（55％以
上）の存在下でゲル化する。酸性下では，カルボキシ基の解離が減少し，ペク
チン分子間の静電的反発力が小さくなる。また，高濃度の糖はペクチン分子の
水和性を低下させる影響がある。これらの影響により，水溶液中でペクチン分
子の会合が起こりやすくなり，網目構造が形成される。図7-2は高メトキシペ
クチンゲルの原子間力顕微鏡（AFM）画像である。ゲル内の網目構造は，分
子間の水素結合およびメトキシ基の疎水性相互作用によると考えられている。
ゲルは硬く弾力性があり，熱的に安定で，90℃では融解しない[1]。

　低メトキシペクチンの水溶液は，Ca^{2+}の存在下でゲル化する。Ca^{2+}がペクチ
ン分子の会合を引き起こし，その会合が架橋領域を形成することでゲルが形成
されると考えられている。この架橋領域のモデルは"egg box model"として知
られている（図7-3，図7-4）。ペクチン分子中に少なくとも六つの連続したカル
ボキシ基がある場合にのみ架橋領域が安定化されるため[2]，DM値が小さいほ
ど安定化された架橋領域が形成されやすくなり，ゲルが形成されやすくなる。
また，DM値が小さいほどゲル強度が高くなる[3]。ゲルの熱安定性はCa^{2+}濃度
に依存し，熱可逆性および熱不可逆性のゲルが形成される。

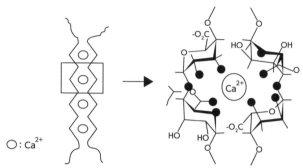

※●はカルシウムイオンの配位に関与する酸素原子

図7-3　egg box modelの模式図とグルロン酸とカルシウムイオンの架橋領域の模式図

（Braccini, I., Pérez, S.: Molecular basis of Ca^{2+}-induced gelation in alginates and pectins: the egg-box model revisited. Biomacromolecules; 2; 1090, 2001. ※は筆者加筆）

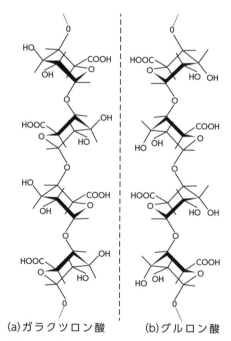

(a)ガラクツロン酸　　(b)グルロン酸

図7-4　ガラクツロン酸とグルロン酸の模式図

（Braccini, I., Pérez, S.: Molecular basis of Ca^{2+}-Induced gelation in alginates and pectins: the egg-box model revisited. Biomacromolecules; 2; 1089, 2001. ）

2. 穀　物

（1）デンプンの糊化・老化[4]

　デンプン（starch）は，植物の貯蔵多糖として粒形で存在している。デンプン粒のままの状態で使用されることはほとんどなく，水の存在下で糊化を生じさせ，糊液は増粘剤やゲル化剤として利用される。デンプン糊液の粘度やゲルの硬さや透明度などの物性は，デンプンの種類（植物の種類，品種，ウルチ性・モチ性などの遺伝的要因など）や，デンプン中のタンパク質，脂質，灰分の存在，デンプンの糊化・老化の条件に大きく左右される。

1）デンプンの種類

　表7-1に各種デンプンの種類，特性，用途について示した。一般に市販されているデンプンのうち，じゃがいも（馬鈴しょ）デンプンは片栗粉，さつまいも（甘しょ）デンプンはわらびもち粉，として販売されていることが多い。また，とうもろこしデンプンはコーンスターチ，葛デンプンはくず粉として販売されている。上新粉と白玉粉はそれぞれうるち米ともち米を粉砕したもので，デンプンが主成分であり，デンプンの糊化を利用して団子がつくられる。

2）デンプンの分子構造

　デンプンはアミロース（amylose）とアミロペクチン（amylopectin）により構成されている。アミロースはグルコースがα-(1→4)-結合により直鎖状に連なった高分子で（図7-5），0.3〜0.6％程度分岐した分子も存在している。アミロース分子鎖中に700〜5000個程度のグルコースが連なっている。アミロペクチンは，平均20個程度のグルコースがα-(1→4)-結合により連なったアミロース様の分子鎖が，α-(1→6)-結合でつながった分岐構造をとっている。アミロペクチン分子中に10^4〜10^5個程度のグルコースが結合している。現在受け入れられているアミロペクチンのモデル構造を図7-6に示した。精製したアミロペクチンには植物種の違いにかかわらず，グルコース500個程度のアミロース様分子鎖（超長鎖，super-long chain）が α - (1→6) - 結合でつながっていることが確認されている。

　通常のデンプンではアミロペクチンが78〜85％を占める。ウルチ性デンプンはアミロースとアミロペクチンを含有するが，モチ性デンプンはアミロペクチンのみで構成されている。

表7-1 デンプンの種類，特性，用途等

でん粉の種類	粒　径	特　　性	用　　途
馬鈴しょでん粉	15〜100μ（平均40μ）	他のでん粉に比べ糊化温度が低く，最高粘度が高い。保水性が大きい。白度が高い。	食用，糖化用，水産練製品（ちくわ，かまぼこ，魚肉ソーセージ等），化工でん粉（アルファでん粉等，養鰻飼料用・料理の増粘剤等）
甘しょでん粉	15〜35μ（平均25μ）	糊液は馬でんに似て透明。地上でん粉に比べ粘度が高く，長時間の加熱にも安定している。蛋白，脂肪などの不純物が少ない。糊化温度，粘度，白度の点で馬でんに劣る。	大部分は糖化用。一部はるさめ等
コーンスターチ	6〜25μ（平均14μ）	コーンスターチを酸化処理した化工でん粉は，水に溶けやすく，粘度が安定し，乾燥が早い。フィルム性が良い等の特性を持っている。	糖化用，製紙・段ボール，ビール等化工でん粉（酸化でん粉等）
タピオカでん粉	5〜35μ（平均20μ）	アミロース含有量が他のでん粉に比べ低く，粘着性，接着性に優れている。	化工でん粉（デキストリン等，接着剤，製紙用等），不燃建材，仕上げのり用等。また，価格が安いため，調味料用・糖化用のほか，加工貿易用原料として多く使用されている。
サゴでん粉	10〜60μ（平均40μ）	アミロース含有量が高く，糊化した場合，老化が早い欠点がある。一般に精製不足なため，不純物が多い。	化工でん粉（可溶性でん粉，麺打ち粉等）
小麦でん粉	10〜35μ（平均21μ）	加熱温度，時間に対して比較的均一な粘度を保持する。	水産練製品，繊維用のり等

（農林水産省：「令和３年度いも・でん粉に関する資料」, p.192. 表は原典のまま「でん粉」「蛋白」表記とした）

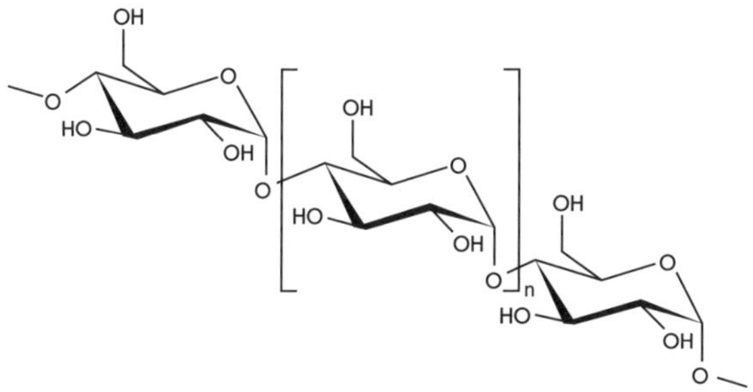

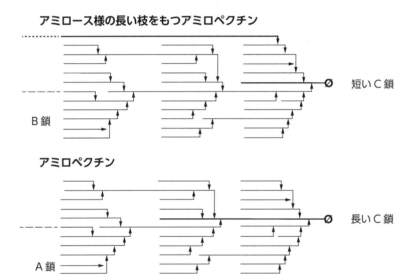

図7-5　アミロースの化学構造

アミロース様の長い枝をもつアミロペクチン

B鎖

短いC鎖

アミロペクチン

A鎖

長いC鎖

図7-6　アミロペクチンの分子モデル

（竹田靖史：澱粉の分子構造と食品のおいしさ．日本調理科学会誌；40（5）；358，2007．）

3）糊化

　水の存在下でデンプンを加熱すると，通常60℃程度でデンプン粒が水を吸収して膨潤しはじめ，加熱温度の上昇につれてデンプン粒はさらに膨潤を続ける。膨潤が極限に達すると粒の崩壊がはじまり，やがて粒形態がほぼ消失する。

　この一連の現象を糊化と呼ぶ。デンプンの糊化は示差走査熱量測定（differential scanning calorimetry; DSC）での吸熱反応で確認できる。デンプンと水の試料をある一定の速度で昇温させたとき，横軸に温度，縦軸に熱流をプロットすると，図7-7のような吸熱曲線が得られる。60〜70℃付近で観察される吸熱ピーク（M_1）はデンプンの糊化を反映している。このとき，吸熱曲線の立ち上がり接線とベースラインの交点を示す温度を糊化開始温度（T_0），吸熱曲線の頂点を示す温度を糊化ピーク温度（T_p），吸熱が終了してベースラインに戻る温度を糊化終了温度（T_c）と呼ぶ。

　穀類デンプンでは，100℃付近でアミロース・脂質複合体の融解に基づく吸熱反応が観察される（M_2）。図7-7の33.0％とうもろこしデンプンでは115℃付近にも吸熱ピーク（M_3）が現れているが，これもアミロース・脂質複合体の融解に基づく反応と考えられている。

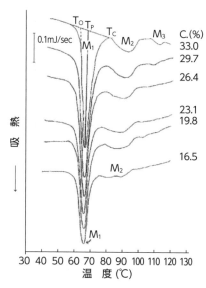

デンプン含有量(%)	T_0 (℃)	T_p (℃)	T_c (℃)
33.0	60.1	66.3	81.4
29.7	60.9	66.7	81.5
26.4	60.8	66.9	81.2
23.1	60.9	66.9	80.4
19.8	60.6	67.0	79.5
16.5	60.7	67.1	78.7

※濃度：16.5〜33.0%，昇温速度：1℃/min

図7-7　とうもろこしデンプン水分散液の昇温DSC曲線

(Yoshimura, M., Takaya, T., Nishinari, K.: Effects of konjac-glucomannan on the gelatinization and retrogradation of corn starch as determined by rheology and differential scanning calorimetry. Journal Agricultural and Food Chemistry; 44; 2973, 1996. を日本語に訳)

　デンプン水分散液は糊化に伴い粘度が上昇するため，アミログラフやラピッド・ビスコ・アナライザ（RVA）と呼ばれる回転粘度計がデンプンの糊化の特徴を表現するのによく利用される。これらはデンプン水分散液を一定速度（通常アミログラフでは1.5℃/分，RVAでは5～10℃/分）で昇温またはその後の一定温度を経て降温したときの粘度（厳密には回転により生じるトルク）と温度との関係を示すものである。

　図7-8において，粘度が急激に上昇しはじめる温度をアミログラムの立ちあがり温度または糊化開始温度というが，この温度はDSCの糊化開始温度よりもかなり高い。これは糊化，膨潤がある程度以上に進まないと粘度として記録されないためであり，厳密には粘度上昇開始温度というべきである。最高粘度を示す温度以上に加熱すると粘度が減少する。この粘度低下はブレークダウンといい，膨潤しきった粒が壊れていくものと理解されている。一般的に穀類デンプンは最高粘度が低く，ブレークダウンが小さく，安定な粘度を示すものが多い。一方，じゃがいもデンプンやタピオカデンプンは逆の傾向があり，さつまいもデンプンはそれらの中間的な値を示す。

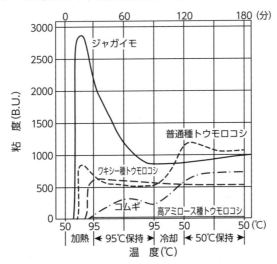

図7-8　各種デンプンのアミログラム（濃度5％）

（菊池一徳：トウモロコシの生産と利用，光琳，p.191，1987.）

4）老化

　糊化したデンプンを低温で保存すると，崩壊した構造が回復する現象を老化と呼ぶ。構造が完全に元に戻るわけではなく，糊化前の構造よりも熱的に弱い構造が形成されることがDSCで確認されている。また，老化の初期過程はアミロースのゲル化によって起こり，その後アミロペクチンによる老化が数日間のペースで緩慢に進行すると考えられている。老化が進行すると，デンプンゲルの弾性率が増加するが，60℃までの昇温により弾性率は低下する。再び数時間程度で降温しても元の値にまで回復しない。これは老化が緩慢に進行するためである。

　図7-9は，じゃがいもデンプンゲルの応力-ひずみ曲線を示しており，保存に伴い初期ヤング率，破断応力ともに大きくなり，破断ひずみは小さくなることを示している。すなわち，老化により硬くてもろくなることがわかる。

　老化は，糊の温度，水分含量，pHデンプンの分子構造などの影響を受ける。老化は0℃付近でもっとも起こりやすく，60℃以上では起こりにくくなる。また，デンプン糊の水分含量が30〜60％のときにもっとも老化しやすい。10〜15％程度の乾燥した状態では，分子の移動が制約されるため老化が遅くなる。

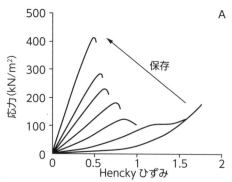

※20℃で保存した時間：下から0, 4時間，1, 2, 6, 16, 130日（ひずみ速度$1.7 \times 10^{-2}\ \mathrm{s^{-1}}$）

図7-9　円柱形（直径15 mm，高さ20 mm）に成型した30％じゃがいもデンプンゲルの一軸圧縮測定における応力-ひずみ曲線

（不破英次，小巻利章ほか：澱粉科学の事典（普及版），朝倉書店，p.210，2010.）

せんべいなどでは老化が抑制されている。また，ぎゅうひや羽二重餅などにみられるように，水分含量が低い状態で，多量の糖を添加すると老化が抑制される。一般に，糖は老化を抑制するとされており，フルクトースやグルコースなどの単糖よりもスクロースやマルトースなどの二糖の方が老化の抑制効果は大きい。糖の老化抑制効果は自由水の脱水効果とデンプン分子の結合阻害によるものと考えられている。

（2）グルテンの粘弾性

　グルテン（gluten）は，小麦粉に水を加えて捏ねること（混捏）で，小麦タンパク質のグルテニン（glutenin）とグリアジン（gliadin）が非共有結合（水素結合，イオン結合，疎水性相互作用，絡みあい）と共有結合（ジスルフィド結合）を介して形成する複合体である。グリアジンの水和物は，弾性が低く伸びやすいが，グルテニンでは逆に弾性が高く伸びにくいことが知られている（図7-10）。この性質が異なる二つのタンパク質が結合したグルテンは，弾性と伸びやすさを適度に兼ね備えており（図7-10），この粘弾性を利用してパンやう

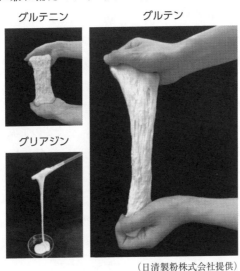

（日清製粉株式会社提供）

図7-10　グルテンとその成分

どんがつくられる。混捏により，グルテニンとグリアジンの間に非共有結合と共有結合が形成されるという，二つのタンパク質の特殊な機能により，グルテンの粘弾性が与えられる。

　グルテンの量と粘弾性は，原料小麦の量や品質，加える水の量，添加物や捏ね方の影響を受ける。硬質小麦は軟質小麦より形成されるグルテン量が多い。適量の水を加えてよく捏ねられたグルテンはしっかりとした網目構造を形成するが，水が不足した場合や捏ねが不十分だともろくくずれやすい構造となる。パンにおいてはグルテンが骨組みとなるため，しっかりした構造のグルテン形成が重要となる[5]。うどんではグルテン形成がしっかりしすぎると硬い麺になるため，適度なコシになるようなグルテン形成が重要となる[5]。

3. い も 類

コンニャクグルコマンナン（konjac glucomannan）

　こんにゃくは，サトイモ科のこんにゃく芋（生芋）あるいはこんにゃく粉（こんにゃく芋を乾燥させて粉にしたもの）からつくられる。粉砕した生芋あるいはこんにゃく粉を水に分散させて得た粘性の高い液体に，水酸化カルシウム（消石灰），炭酸ナトリウムなどのアルカリ性物質を加えるとゲル状になる。このゲルを熱水処理したものがこんにゃくである。

　こんにゃくの物性の主体となるのが，こんにゃく芋の主成分で多糖類のグルコマンナンである。グルコマンナンはβ-（1→4）-結合したグルコースとマンノースからなるヘテロ多糖で，グルコースとマンノースの比率は1：1.6である。9～19糖単位ごとにアセチル化がみられ，このアセチル基の存在が水への溶解度を高めていると考えられている。グルコマンナンを水に分散させると，粘性の高いゾル状となり，この溶液にアルカリ性物質を加えることでグルコマンナンからアセチル基がとれて凝固し，ゲル化する。

　グルコマンナンは微生物多糖のキサンタンガムと混合すると，熱可逆性ゲル

を形成する。キサンタンガムは単独ではゲル化しない多糖類で，グルコマンナンなどと混合することでのみゲルが得られる。アルカリ処理により生成するグルコマンナン単独のゲルはこんにゃくのように熱不可逆であるが，グルコマンナン-キサンタンガム混合ゲルは熱可逆性であり，グルコマンナン単独とは異なる性質のゲルが形成されている。グルコマンナン-キサンタンガム混合ゲルは，その特有の食感からデザートゼリーに用いられている。

　また，グルコマンナンとκ-カラギーナンを混合することでも熱可逆性ゲルが形成される。κ-カラギーナンは単独でゲル化する多糖類であるが，ゲル化しないような低濃度での混合でゲル形成が確認されている。このような種類の異なる多糖類を混合することで形成されるゲルは，グルコマンナンのほかにはガラクトマンナンとκ-カラギーナンの混合ゲルなどが知られている。

4. 大　　豆

大豆タンパク質のゲル化[6]

　大豆タンパク質の主要成分はβ-コングリシニン（7Sグロブリン，図7-11）とグリシニン（11Sグロブリン，図7-12）である。この二つの成分が大豆タンパク質全体の7～8割を占める。豆腐の製造（豆乳のゲル化）ではこの二つの成分の熱変性が必要であり，変性温度はβ-コングリシニンが70℃付近で，グリシニンが90℃付近である。これらのタンパク質を加熱すると，加熱変性した分子表面の疎水性が上昇して，疎水性相互作用によるタンパク質分子間の凝集が起こる。その際にイオン強度が高い場合やpHが等電点に近い場合は，分子間の静電的反発力は弱められるため，凝集が進み巨大な凝集体が形成されて白濁したゲルとなる（例：豆腐）。一方，イオン強度が低くpHが等電点から離れるほどタンパク質分子間の静電的反発力は強くなるため，分子間の凝集は制限されて条件によっては透明なゲルを形成する。

　豆乳のゲル化には凝固剤の添加も必要であり，主に塩化マグネシウム（$MgCl_2$），

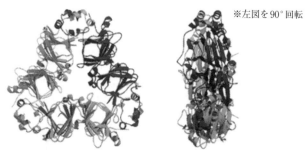

※左図を90°回転

図7-11　β-コングリシニン3量体の結晶構造のリボンモデル

（Maruyama, N., Adachi, M., Takahashi, K. et al.: Crystal structures of recombinant and native soybean beta-conglycinin beta homotrimers. European Journal of Biochemistry; 268; 3598, 2001. ※は筆者加筆）

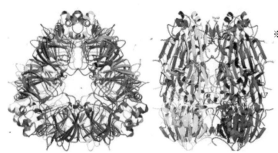

※左図を90°回転

図7-12　グリシニン6量体の結晶構造のリボンモデル

（Adachi, M., Kanamori, J., Masuda, T., et al.: Crystal structure of soybean 11S globulin：glycinin A3B4 homohexamer Proceedings of the National Academy of Sciences of the United States of America; 100; 7396, 2003. ※は筆者加筆）

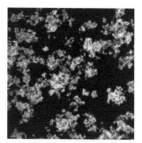

MgCl₂で凝固させた豆腐　　　　GDLで凝固させた豆腐

図7-13　豆腐のCLSM画像（1辺：127.3 μm）

（長野隆男：植物タンパク質．繊維と工業；65(12)；464, 2009.）

硫酸カルシウム（CaSO₄），グルコノデルタラクトン（GDL）が使用される。

　MgCl₂ は一般に「にがり」と呼ばれ，凝固反応が早く離漿しやすい。CaSO₄ は一般に「すまし粉」と呼ばれ，凝固反応は MgCl₂ よりやや遅い。GDL は凝固反応がもっとも遅く，保水性が高い豆腐ができる。豆に対する加水量を統一して MgCl₂ または GDL を凝固剤として使用して豆腐を調製すると，MgCl₂ で凝固させた豆腐の方が GDL で凝固させた豆腐よりも破断応力，破断ひずみともに小さくなることが確認された。図7-13に示す共焦点レーザー顕微鏡（CLSM）での観察では，白く発色している凝集物がみられ，MgCl₂ で凝固させた豆腐の方が GDL で凝固させた豆腐よりも粗く不均一な凝集物から構成されていた。力学物性値からは GDL で凝固させた豆腐の方がより硬く壊れにくい豆腐であること，ゲル構造の観察からは GDL で凝固させた豆腐の方が，凝集が小さく比較的均一な凝集物から構成されることが示されている。

5. 種子由来増粘多糖類

（1）グアーガム（guar gum）

　グアーガムは，グアー豆の胚乳部から得られる多糖類である。マンノースが β-(1→4)-結合によって直鎖状につながった主鎖骨格に，ガラクトースが側鎖として α-(1→6)-結合でマンノースにつながっているガラクトマンナンの一種である。グアーガムでは主鎖骨格の約50％のマンノースにガラクトースが結合している。冷水に可溶であり，水溶液は高い粘性を示すため，増粘安定剤として使用される。マンノースの主鎖のみでは水に溶解せず，側鎖のガラクトースが存在することにより，ガラクトマンナン分子の会合を妨げることで溶解すると考えられている。

　グアーガムのガラクトース含有率は，ローカストビーンガムより高く，水に溶解しやすいが，ローカストビーンガムでみられるほかの多糖類との相互作用はグアーガムではみられない。

（2）ローカストビーンガム（locust bean gum）

　ローカストビーンガムはカロブ樹の種子の胚乳部から得られる多糖類である。グアーガムと同じくガラクトマンナンで，主鎖骨格の約25％のマンノースにガラクトースが結合している。冷水に完全に溶解せず，80℃以上に加熱すると溶解する。水溶液は凍結後解凍するとゲルを形成する。キサンタンガムやカラギーナンなどのらせん構造になる多糖類との相互作用が知られており，混合するとゲル形成することから，ゲル化剤としても使用される。ほかの多糖類との混合によるゲル形成は，ガラクトマンナン中のガラクトース含有量が影響しており，ガラクトース含有量が減少するにつれて，混合ゲルの弾性率が上昇することが報告されている。

（3）タマリンドシードガム（tamarind seed gum)

　タマリンドシードガムは，マメ科植物のタマリンドの種子から抽出して得られる多糖類である。グルコースがβ-(1→4)-結合によって直鎖状につながった主鎖骨格に，キシロースが側鎖としてα-(1→6)-結合でグルコースにつながっているキシログルカンの一種である。タマリンドシードガムは一部の側鎖のキシロースにガラクトースがβ-(1→2)-結合している。タマリンドシードガムのグルコース，キシロース，ガラクトースの含有割合は，グルコースが約47％，キシロースが約36％，ガラクトースが約17％と報告されている。主鎖はセルロースと同じ構造であるが，側鎖の存在により水に溶解する。単独ではゲル化しないが，多量の糖類やアルコール類を併用することによりゲル化する。50％以上のスクロースの存在により透明でしなやかなゲルを形成する。また，微量の茶カテキンの存在によってもゲル化し，0.4％エピガロカテキンガレートの存在により熱可逆性のゲルを形成する。

6. 海藻抽出物

（1）カラギーナン[7)]

　カラギーナンはツノマタ属，キリンサイ属，イリディア属，スギノリ属に属する紅藻類から熱水抽出される多糖類である。硫酸基を有するガラクトースがβ-(1→4)-結合とα-(1→3)-結合を交互に繰り返して直鎖状に連結した平均分子量10万〜50万の多糖類である。置換基の位置や数，アンヒドロ結合の有無などによって八つのタイプがあることが知られており，その中で主に使用されているのはκ，ι，λの三種類である（図7-14）。

　κ-カラギーナンは冷水には不溶であるが，60℃以上の熱水や牛乳には可溶であり，金属塩や牛乳中の主要タンパク質であるカゼインの共存下で硬いゲルを形成する。そのためゲル化剤として使用される。K^+共存下で形成されるゲルは比較的透明度が高いが，Ca^{2+}共存下では白濁したゲルが形成される。またゲ

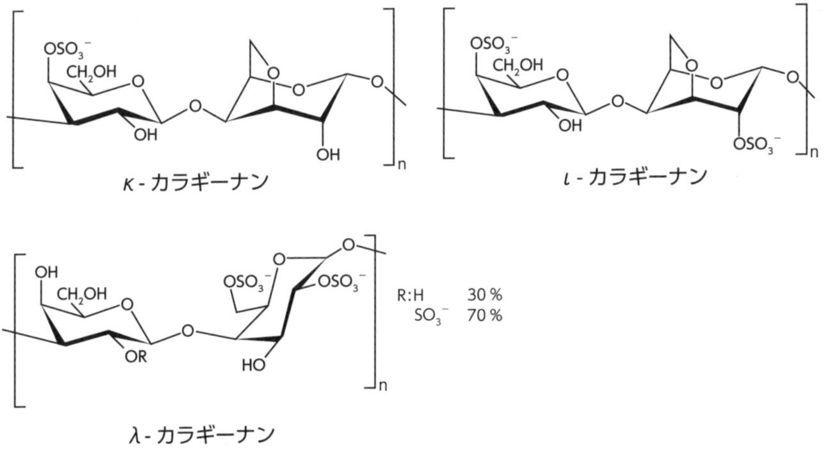

図7-14　カラギーナンの化学構造

ルの熱安定性は高く，ゼラチンのように40℃以下で融解しない。κ−カラギーナンのゲルは，もろく離漿しやすいという傾向があるが，ローカストビーンガムなどのガラクトマンナンを加えることにより，壊れにくく離漿しにくいゲルになることが知られている。また，グルコマンナンを加えることによっても壊れにくく離漿しにくいゲルが形成される。

ι−カラギーナンも冷水には不溶であるが，60℃以上の熱水や牛乳には可溶である。Ca^{2+}共存下では透明度が高いゲルを形成し，またそのゲルは離漿が少ない。ι−カラギーナンはκ−カラギーナンよりも硫酸基の数が多いことがゲルの物性に影響を及ぼしている。ι−カラギーナンゲルはκ−カラギーナンゲルよりも弾性率が小さく破断ひずみが大きいというゼラチンゲルに似た力学特性を示す。ι−カラギーナンは，κ−カラギーナンでみられたようなガラクトマンナンやグルコマンナンとの相互作用はみられない。

λ−カラギーナンはκ−カラギーナンよりも硫酸基の数が多いだけでなく，3,6-アンヒドロガラクトースが存在しないために溶解性が高く，冷水にも可溶である。λ−カラギーナンは，ゲル化はしないが増粘効果を有する。そのため増粘安定剤として使用される。ι−カラギーナンと同じくガラクトマンナンやグルコマンナンとの相互作用はみられず，また金属塩の影響を受けない。

κ−カラギーナンおよびι−カラギーナンのゲル化は，水溶液を室温まで冷却すると生じる。このとき高温の水溶液中ではカラギーナン分子は特定の構造をとらず，糸まり状になっていると考えられている。温度を下げていくと，特定の温度付近で糸まり状態から二重らせん体への立体構造転移が起こり，その際に生じる二分子会合と，それに引き続く二重らせん体同士の会合により三次元網目構造が形成され，ゲル化すると考えられている（図7-15）。

図7-16は，κ−カラギーナンのゲル化と，κ−カラギーナンとスクロース共存下でのゲル化の冷却−加熱時の温度による貯蔵剛性率G'と損失剛性率G''の変化を示している。冷却時には，G'とG''の両方が温度の低下とともにわずかに増加しているが，G''はまだG'より大きく，試料がまだ溶液状態であることを示している。さらに温度を下げると，G'とG''はともに劇的に増加し，また，ある

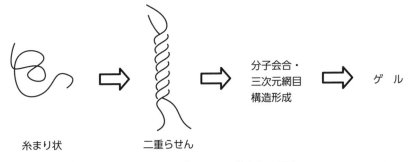

糸まり状　　　　二重らせん

図7-15　カラギーナンのゲル化モデル

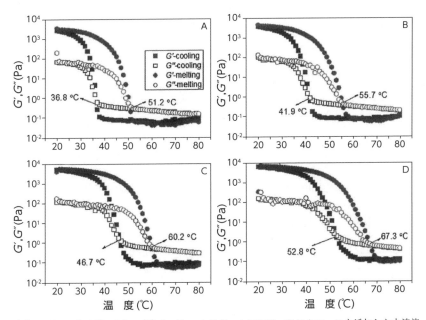

※（A）2wt% κ-カラギーナン，（B）2wt% κ-カラギーナンに10wt%スクロースを添加した水溶液，
　（C）2wt% κ-カラギーナンに20wt%スクロースを添加した水溶液，
　（D）2wt% κ-カラギーナンに30wt%スクロースを添加した水溶液

**図7-16　1℃/分で冷却・加熱した際の温度の関数としての貯蔵剛性率G' と
　　　　損失剛性率G''**

（Yang, Z., Yang, Hu., Yang, Ho.: Effects of sucrose addition on the rheology and microstructure of
κ-carrageenan gel. Food Hydrocolloids; 75; 166, 2018. を日本語に訳，※は筆者加筆）

温度では，G' と G'' の交差が起こり，G' が G'' を上回るようになる。G' と G'' の交差が起こる温度はゲル化温度とみなすことが多い。ゲル化温度を超えると，温度の低下とともに G' と G'' が連続的に増加し，真のゲルが形成されている場合には，G' が G'' よりも十倍以上高くなる。冷却に引き続く加熱では，G' と G'' の両方が減少する。温度をさらに上昇させると，G' と G'' の交差とともにゲルから溶液への転移が起こり，そのときの温度をゲル融解温度とすることが多い。ゲル化温度とゲル融解温度では，ゲル融解温度の方が高く，この現象は寒天ゲルにおいてもみられる。ゲル形成時に二重らせんの会合が生じ，その会合体の熱安定性が高いため，ゲル形成温度よりも高い温度にしなければ会合体から単一の分子に戻らず，ゲルから溶液（ゾル）への変化が高温側に移行すると考えられている。

　カラギーナンはタンパク質との相互作用によりゲルを形成することが知られている。等電点以下のタンパク質は，総電荷が正となり，カラギーナン分子のほぼ完全に解離している硫酸基と複合体を形成し，凝集して沈殿する。一方で等電点以上のタンパク質は，総電荷が負であるが，イオン結合，水素結合，疎水性相互作用，ファンデルワールス力などによりカラギーナンとの相互作用が生じる。よく知られた例が牛乳カゼインとカラギーナンとの混合ゲル化であり，カゼインミセルの表面にカラギーナンが吸着して生じると考えられている。

（2）アルギン酸（alginic acid）

　アルギン酸は，褐藻類をアルカリで処理すると溶出する多糖類である。アルギン酸は，β-D-マンヌロン酸（M）と α-L-グルロン酸（G）の二種類のウロン酸が数百〜数千個直鎖状に連結した多糖類である。分子内でMとGがそれぞれ無作為につながり，Mが連なるブロック（Mブロック）と，Gが連なるブロック（Gブロック）と，MとGがランダムに連なるブロック（MGブロック）が存在する（図7-17）。

　Ca^{2+} が存在すると，GGブロックの二つのGにまたがって Ca^{2+} が架橋するかたちでイオン結合する。この結合はGGブロックにおいて特異的といわれてお

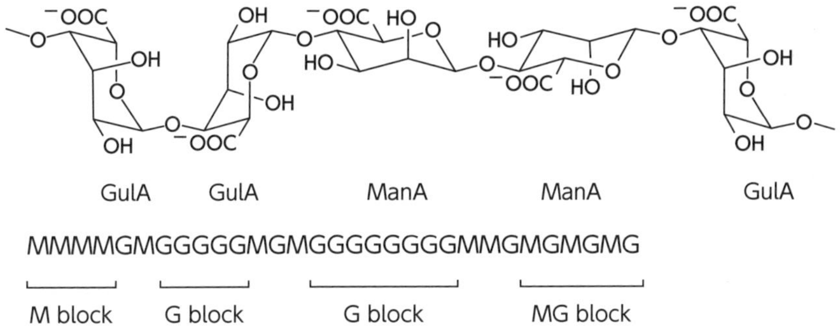

図7-17 アルギン酸の化学構造とMブロック，Gブロック，MGブロックの模式図
(Caoa, L., Lua, W., Mata, A., Nishinari, K. et al: Egg-box model-based gelation of alginate and pectin：
A review. Carbohydrate Polymers; 242; 116389, 2020.)

り，低メトキシペクチンの架橋領域のモデルと同じくegg box modelで説明されている（p.132図7-3，図7-4）。この架橋で形成されたアルギン酸のゲルは熱不可逆である。アルギン酸とCa²⁺との反応は非常に鋭敏で，例えば，塩化カルシウム水溶液にアルギン酸ナトリウムの水溶液を一滴落とすと，水滴の表面で瞬時にゲル化が起こり，アルギン酸は水滴の形のまま球形のゲルを生じる。この反応を利用して，イクラやキャビアなどのコピー食品がつくられている。

アルギン酸とCa²⁺との反応で形成されたゲルのゲル強度は，アルギン酸の構成糖中のMとGの比率「M／G比」の影響を受ける。M／G比はアルギン酸の構成糖を分解し，実測したMの量をGの量で割って求める。各種海藻から得たアルギン酸のM／G比は0.5〜2.3との報告がある。M／G比が1よりも小さい，すなわちGの割合が高いアルギン酸のゲルはゲル強度が高くなる。また，ゲル強度の高いゲルには構造中に不溶性のアルギン酸Caの部分が多く含まれており，その不溶化したアルギン酸は水を抱くことができなくなるため，ゲル化の進行とともにゲルの外へ水を放出する（離漿）。そのため，アルギン酸のゲルはゲル強度が高ければ高いほど，離漿しやすくなる性質がある。

149

引用文献

1 ）Evageliou, V., Richardson, R.K., Morris, E.R.: Effect of pH, sugar type and thermal annealing on high-methoxy pectin gels. Carbohydrate Polymers; 42(3); 245-259, 2000.

2 ）Chan, S.Y., Choo, W.S., Young, D.J. et al.: Pectin as a rheology modifier: Origin, structure, commercial production and rheology. Carbohydrate Polymers; 161(1); 118-139, 2017.

3 ）Fraeye, I., Doungla, E., Duvetter, T. et al.: Influence of intrinsic and extrinsic factors on rheology of pectin–calcium gels. Food Hydrocolloids; 23(8); 2069-2077, 2009.

4 ）井ノ内直良（シーエムシー出版編）：ゲルと増粘安定剤の技術と市場（澱粉ゲル），シーエムシー出版，pp.22-31，2012.

5 ）長尾精一：小麦・小麦粉の科学と商品知識，製粉振興会，pp.42-45，2007.

6 ）長野隆男：植物タンパク質．繊維学会誌（繊維と工業）；65(12)；462-465，2009.

7 ）池田新矢：カラギーナン．FFIジャーナル，208(10)，238-243，2003.

参考文献

・不破英次，小巻利章，檜作進ほか：澱粉科学の事典（普及版），朝倉書店，2010.

・宮島千尋（シーエムシー出版編）：ゲルと増粘安定剤の技術と市場（海藻系ゲル），シーエムシー出版，2012.

・西成勝好：食品ハイドロコロイドの開発と応用II，シーエムシー出版，2015.

・Nishinari, K., Takemasa, M., Zhang, H. et al.: Storage plant polysaccharides: xyloglucans, galactomannans, glucomannans. Elsevier, 2007.

・西成勝好，大越ひろ，神山かおるほか：食感創造ハンドブック，サイエンスフォーラム，2005.

第8章 動物性食品の物性

1. 食 肉 類

(1) 食肉の成分・物性および組織

　食肉類としては牛肉，豚肉，鶏肉が主である。それらの成分含量はタンパク質12～21％，脂質5～47％，水分40～75％，また，微量のミネラルを含有しており，食肉の種類，部位，性別，飼育期間などにより違いがある。

　食肉のおいしさには，色，におい，味，液汁性，テクスチャー（やわらかさなど）が影響を及ぼす。食肉の色は，筋肉中に存在する色素タンパク質のミオグロビンと血色素のヘモグロビンの比率や調理・加工中の変化による。生肉のにおいは，動物種の脂肪組成によることが多く，加熱された肉においては特有の香りを生じ風味を増すが，これはエキス中の化合物の分解による香りが影響する。味については脂肪が甘味，イノシン酸がうま味を与える。やわらかさは，結合組織の量，熟成度，筋線維の走行方向などにより影響する物理的性質である。テクスチャーは，肉断面のキメの粗密，脂肪の分散状態といった視覚的なものと，歯切れ，弾力，粘りといった物理的性質の総合的な性質で，肉の良否に大きく影響する。沖谷は，食肉の望ましいテクスチャーとして適当なやわらかさ（硬さ）ともろさ，なめらかな口ざわりおよび豊かな多汁性をあげている[1]。

　食肉の大部分は骨格筋であり，その組織は筋線維，結合組織，脂肪組織から構成され，骨格筋は両端が腱で骨格に結合している。食肉の部位により，主にタンパク質からなる筋線維と結合組織，脂肪からなる脂肪組織の割合が異なり，

食肉の硬さに影響を与えている。筋線維は結合組織の網状構造の中に互いに平行に並んだ束となって存在し，筋線維は一般に長さ20〜30cm，直径10〜100μmと細長く，多数集まり膜（筋内膜）で包まれている。

　食肉のタンパク質は，筋原線維タンパク質，筋形質（筋漿）タンパク質および肉基質タンパク質に大別される。筋原線維タンパク質は，筋肉の状態，保水性，結着性等に関与し，筋形質（筋漿）タンパク質は筋原線維間の筋漿中に溶けている球状タンパク質である。また，肉基質タンパク質は結合組織内のタンパク質であり，肉の硬さに影響を与える。表8-1に食肉タンパク質の種類および性質を示す。

（2）食肉の熟成

　食肉は熟成を経て市場に出る。動物は死後硬直し筋肉が収縮して硬くなる。1℃で牛肉は10〜14日間，豚肉は3〜7日間，鶏肉は7〜8時間の熟成を行う。

表8-1　食肉タンパク質の種類および性質

種　類 （全タンパク質中%）	名　称	特　徴	熱による変化
筋原線維タンパク質 （60%）	ミオシン アクチン トロポミオシン	線維状 水に難溶，食塩水に可溶 アクトミオシンを形成 筋肉の収縮と弛緩に関与	45〜52℃で 凝固・収縮
筋形質（筋漿） タンパク質 （30%）	ミオゲン グロブリン アルブミン ヘモグロビン	球状 水，食塩水に可溶 肉の死後変化，肉色に関係 糖の解糖系酵素を含む	56〜62℃で 凝固
肉基質タンパク質 （10%）	コラーゲン	規則性三重らせん構造 水・食塩水・希酸・ 希アルカリに難溶 肉の硬さに影響	60℃前後から凝固 加熱により収縮 長時間の水中加 熱でゼラチン化
	エラスチン	網の目構造のゴム状 コラーゲンの支持	加熱しても不溶

（髙澤まさ子（森髙初惠，佐藤恵美子編）：Nブックス調理科学（第5版），建帛社，p.149, 2021. 一部改変）

熟成中に，筋肉内のタンパク質は酵素によりペプチドやアミノ酸に分解され，さらに核酸成分のATP（アデノシン三リン酸）が分解されることでIMP（イノシン一リン酸）を生成しうま味が増し，保水性や結着性が増加する。

（3）食肉の加工調理

生肉中は，水分が組織内のタンパク質と結合して保水性が高い状態であるが，加熱調理することで，水分が蒸発するとともに筋原線維タンパク質と肉基質タンパク質（結合組織）が収縮し保水性が減少する。さらに脂肪細胞膜が熱溶解し脂肪が溶け出すなどの現象が起こり，肉は硬くなる。特に結合組織の多い肉は硬くなることが知られている。筋原線維タンパク質は45〜52℃で熱変性を起こし，60℃付近で凝固・収縮する。筋形質（筋漿）タンパク質は56〜62℃で凝固するが豆腐状で肉の硬さに影響しない，肉基質タンパク質（結合組織）に含まれるコラーゲンは，60℃前後から凝固し，加熱前の長さの1/3程度に収縮するため肉は硬く噛み切りにくくなる。長時間の加熱では，結合組織に含まれるコラーゲンが熱変性しゼラチン化することで，肉はほぐれやすくなる。

（4）食肉の軟化部位，加熱時間，切り込みの影響

1）部位，加熱時間，切り込みの影響

食肉の部位により，加熱時間や物理的操作が力学特性に及ぼす影響が異なる。表8-2は，同量の牛肉のすね肉ともも肉の硬さに及ぼす加熱時間の影響について，クリープメータで物性を測定したものである[2]。

すね肉では，最大荷重（硬さ）は，もっとも加熱時間の短い5分が大きく，徐々に減少しもっとも長い300分で小さくなり，やわらかくなっていることが示されている。また，凝集性も有意に減少していた。一方，もも肉は，5分間の加熱ですね肉の5分と30分の間の硬さであり，これに切り込みを入れる（＋）と，すね肉の60分と180分の間の硬さになっていた。さらに加熱15分では，すね肉の30分と60分の間の硬さとなり，切り込みを入れると180分の硬さと同程度になっていた。凝集性において，切り込みを入れた加熱15分のもも肉は，す

表8-2　牛肉の物性に及ぼす加熱時間の影響

試　料	物　性	加熱時間（分）					
		5	15	30	60	180	300
すね肉	最大荷重(N)	66.3[a]		40.8[b]	30.4[c]	13.1[d]	5.6[e]
	凝　集　性	0.65[a]		0.50[b]	0.46[b]	0.28[c]	0.13[d]
	切り込み	−	＋	−	＋		
もも肉	最大荷重(N)	53.2[x]	17.4[z]	39.7[y]	12.9[y]		
	凝　集　性	0.48[x]	0.33[y]	0.38[y]	0.23[z]		

※ 同じ行で異なるアルファベットは有意差がある（$p<0.05$）
　　−：切り込みなし　　＋：切り込みあり

（戸田貞子，早川文代，香西みどりほか：高齢者に対する牛肉の食べやすさの調理による向上.
日本家政学会誌；59（11）；883，2008. を日本語に訳，単位変換，一部改変）

ね肉の180分加熱より小さい値を示しており，すね肉よりほぐれやすい状態であることが示されている。

　牛肉のすね肉のような肉基質タンパク質（結合組織）が多く硬い部位でも，水とともに長時間加熱することで結合組織に含まれるコラーゲンが徐々に変性しゼラチン化することでやわらかくなる。また，もも肉のようにすね肉より結合組織が少なく，やわらかくほぐれやすい肉であっても，切り込み操作により肉線維が切断されてよりほぐれやすくなる。

2）筋線維，pH調整

　食肉の硬さは筋線維方向の走行性に影響することが知られている。また，肉の保水性はpHにより影響を受け，タンパク質の等電点付近（pH5.5付近）でもっとも低下し，肉は硬くなる。pHを酸性側あるいはアルカリ性側に調整すると保水性が向上し肉はやわらかくなる。そのため，肉は下処理で，ワイン（pH3.5付近），醤油，味噌，酒（pH4.5付近）に漬けるとpHが低下し，保水性が増し，やわらかくなる。さらに低いpHにすると酸性プロテアーゼが働き，筋原線維タンパク質が分解されることで肉は軟化する。

　高橋ら[3]は，豚ロース肉の加熱肉（軟化未処理肉），重曹溶液浸漬処理後の加熱肉（重曹溶液浸漬肉），薄切肉の重ね肉の加熱肉（重ね肉）を筋線維に対して直角に圧縮（貫入）した場合と，平行に圧縮（貫入）した場合の硬さを比較し

表8-3　豚ロース肉のみかけの硬さ

	みかけの硬さ（×10^5 N/m²）		
	軟化未処理肉	重曹溶液浸漬肉	重ね肉
肉線維に垂直に切断した試料片を線維を裂く方向に圧縮	13.5 ± 2.5	5.6 ± 1.2	4.6 ± 1.1
	*	**	**
肉線維に平行に切断した試料片を線維を切る方向に圧縮	18.4 ± 0.9	10.0 ± 1.0	9.2 ± 0.9

$*: p < 0.05$,　　$**: p < 0.01$

（高橋智子，中川令恵，道脇幸博ほか：食べ易い食肉のテクスチャー特性と咀嚼運動，日本家政学誌：55（1）；6，2004. を日本語に訳）

た。また，テクスチャー特性の圧縮速度依存性と官能評価，咀嚼測定を行っている[3]。表8-3に示されるみかけの硬さは，いずれも肉線維に平行に楔型プランジャーを入れ切り裂いた方が，垂直に入れて切断した肉よりも高荷重である。これは，肉線維の切断方法が肉の硬さに影響したものといえる。みかけの硬さは，軟化未処理肉の硬さがもっとも高く，重曹溶液浸漬肉と重ね肉は低い。官能評価でも，軟化未処理肉は硬く飲み込みにくいと評価されていた。すなわち，肉は重曹水の浸漬処理によって，アルカリ性となり水和が増加し保水性が大きくなり，重ね肉は筋線維を短くすることで筋線維の影響が少なくなり，ともにやわらかくなったといえる。

　圧縮速度依存性では，軟化未処理肉，重曹溶液浸漬肉，重ね肉の硬さは圧縮速度が遅くなるに従い大きくなる傾向を示した。咀嚼測定では，咀嚼時にもっとも硬いと評価された軟化未処理肉は，肉食塊を嚥下開始するまでに，多くの咀嚼回数を必要とし，咀嚼一回目の前歯，奥歯の最大閉口速度，平均閉口速度は，重曹溶液浸漬肉，重ね肉より小さくなることが認められている。これらより，咀嚼速度が遅くなる軟化未処理肉は，重曹溶液浸漬肉，重ね肉に比べ，咀嚼が困難なことがわかる。

（5）加熱温度の影響

　真空調理法は，食品素材を生のままあるいは下処理をして，調味料とともに真空包装し，低温（55〜95℃）で湯せんやスチームオーブンで加熱加工する調理法である[2]。肉類では低温調理により保水性が増加し肉が硬くなるのを防げることが知られている。

　鹿肉を用いて真空調理法によるスチーム加熱の温度を80℃，100℃としたときの硬さへの影響を次に示す。図8-1は肉重量減少率，図8-2は破断測定の結果である[4]。80℃加熱の方が100℃加熱に比べ，肉汁の溶出が少なくなり，肉重量減少率，初期弾性率，破断応力，破断エネルギーの値が低くなっている。筋原線維タンパク質は40〜60℃付近で変性し，この温度帯を通過する時間が長い方が肉の収縮を抑えられ，肉汁の溶出が少なくなるとされる[6]。温度履歴の測定では，80℃の最終芯温は75℃で40〜60℃の温度帯の通過時間は約7分，100℃での最終芯温は94℃で40〜60℃の温度帯の通過時間は約4分であった。80℃加熱の方が温度上昇は緩やかであったため，肉汁の溶出が少なく，肉重量減少率が低く，やわらかくなったと考えられた。

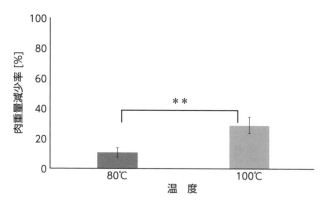

図8-1　鹿肉の加熱前後の肉重量減少率

（吉村美紀，山下麻美，加藤陽二：真空調理時の加熱温度がシカ肉中のカルニチン含量および物性に及ぼす影響．日本食品科学工学会誌；61(10)；482，2014．を日本語に訳）

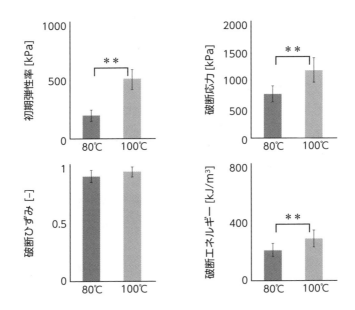

図8-2 鹿肉の加熱温度による破断特性

（吉村美紀，山下麻美，加藤陽二：真空調理時の加熱温度がシカ肉中のカルニチン含量および物性に及ぼす影響．日本食品科学工学会誌；61(10)；483，2014．を日本語に訳）

2. 魚 介 類

（1）魚肉の成分，物性および組織

　魚肉の成分は，タンパク質が約20％，脂質1～25％，水分55～75％である[5]。魚肉の脂質含量は，種類や部位により2～40％と大きく異なる。また，同一種においても，季節，成長などによる変動が大きい。魚肉のタンパク質構成成分は，食肉と同様に，筋原線維タンパク質（全タンパク質の60～70％），筋形質（筋漿）タンパク質（全タンパク質の20～35％），肉基質タンパク質（全タンパク質の数％）である。魚肉は肉基質タンパク質の割合がきわめて少ないので，食肉に比べてやわらかい。

（2）魚肉の加熱調理

　魚肉タンパク質の熱変性は，筋原線維タンパク質は40〜45℃，筋形質（筋漿）タンパク質は62〜65℃，肉基質タンパク質は40℃付近である[6]。加熱初期の段階で，肉基質タンパク質のコラーゲンや筋原線維タンパク質は熱凝固によって収縮し，保水性が低下し，筋形質（筋漿）タンパク質が押し出される。65℃以上では，筋形質タンパク質は筋原線維間に凝固する。切り身を煮る場合は，低温から加熱すると液汁の溶出量が多くなるので，煮汁が沸騰してから魚を入れ，表面を凝固させることで魚肉の液汁の溶出を防ぐ。肉基質タンパク質は，魚の皮などに含まれ，加熱することでゼラチンに変わり，冷却すると凝固し，いわゆる煮こごりとなる。

　魚の骨格筋は横紋筋で，普通筋と血合筋に分けられる。表面血合筋はイワシやサバなどの沿岸性の回遊魚で発達しており，マグロやカツオなどの外遊性回遊魚では真正血合筋，表面血合筋ともに発達している。魚の骨格筋は，筋隔膜によって仕切られた筋節同士が互いに接合しあって構成され，加熱すると筋隔膜は可溶化し，筋節をはがすことができる。魚の筋線維は，一般に長さ5〜20 cm，直径50〜300 μmであり，食肉の筋線維に比べるとはるかに短く，多数集まり膜（筋内膜）で包まれている。

（3）魚肉のゲル形成

　魚は，水さらしにより筋形質（筋漿）タンパク質を取り除いてから，筋原線維タンパク質を取り出し，魚肉として利用することができる。魚肉をそのまますりつぶし加熱すると保水性を失った凝集物となるが，3％の食塩を添加しすりつぶすと，筋原線維タンパク質のミオシンとアクチンが溶出・重合してアクトミオシンが形成される。この状態は線維状のゾルであるが，70℃以上の加熱で網目構造を形成し，水分子が保持された弾力のあるゲルを形成する。ちくわ，かまぼこなどの練り製品に利用される。

（4）生の魚肉と加熱した魚肉

　魚肉の硬さは，魚肉の水分，脂質含量，筋線維の太さや長さ，魚肉タンパク質の組成，結合組織中のコラーゲン量によって異なる。

　畑江ら[7] は五種の魚（マコガレイ，キチジ，トビウオ，カツオ，マアジ）について，生と加熱した魚肉を試料として，テクスチャー特性の硬さを測定している。生魚肉の硬さは，マコガレイ＞キチジ＞トビウオ＞カツオ＞マアジとなり，加熱魚肉では，カツオ＞トビウオ＞マアジ＞マコガレイ＞キチジ であった。生でやわらかい魚種は加熱処理により硬く，生で硬い魚種は加熱するとやわらかくなる傾向であった。これらの魚肉コラーゲン量は，生で硬い魚種は総コラーゲン量が多く有意な相関がみられた（図8-3）。また，生でやわらかい魚種では20℃可溶化コラーゲンの割合が高かった。加熱魚肉の硬さは，総コラーゲン量と70℃可溶化コラーゲン量には影響しておらず，これは加熱によりコラー

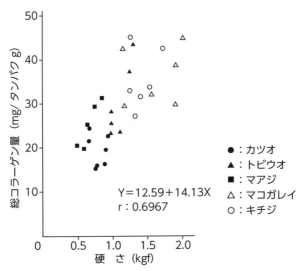

図8-3　魚生肉の硬さとコラーゲン量との相関

（畑江敬子，飛松聡子，竹山まゆみほか：魚肉の物性とその魚種差に対する結合組織の寄与．日本水産
学会誌；52(11)；2005，1986．を日本語に訳）

ゲンが変性し溶出するためといえる。魚肉のコラーゲンは食肉よりも熱に脆弱なためゼラチン化が短時間の加熱で生じる。

　また，畑江ら[8]は同様五種類の魚について，クリープ測定によるコンプライアンス挙動を解析している。魚肉の物性を一組のマックスウェル模型，二組のフォークト模型，スプリングとスライダーとダッシュポットの三種類の模型を組み合わせた模型の9要素の力学的模型に解析している（図8-4）。応力をかけると瞬間弾性率はカツオとトビウオで大きく，マコガレイとキチジで小さく，マアジは中間であった。ニュートン粘性率はマコガレイで大きく，トビウオとキチジが次ぎ，カツオとマアジで小さい。これらは，主観による硬さやテクスチャーの硬さの順序とは必ずしも一致していなかった。官能的では，結合組織が多い魚種を硬くて噛み切りにくいと評価し，テクスチャー測定は魚肉を変形破壊させるときの応答から硬さを求める。一方，クリープ測定では魚肉に線形

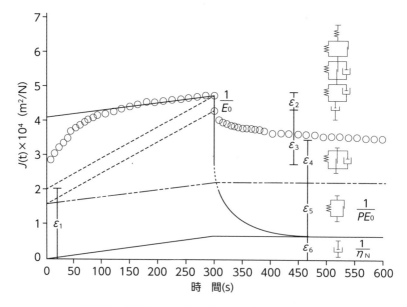

図8-4　五魚種のクリープ・コンプライアンス曲線

（畑江敬子，中山照雄，松井由佳ほか：5種類の魚肉物性のクリープ・コンプライアンスによる
特徴づけ．日本水産学会誌；54(9)；1598，1988．単位を変換）

領域の微小変形領域での粘弾性率測定であり，口腔内での魚肉と口腔粘膜の接触開始時の短い期間での力学的性質を特徴づけている。そのためテクスチャー測定の硬さとクリープ・コンプライアンスの結果は一致しないといえる。

3. 卵　　類

（1）鶏卵の構造と成分

　鶏卵は，卵白，卵黄，卵殻から大きく構成される。卵白は，外水様卵白，濃厚卵白，内水様卵白，カラザからなり，成分は，水分（88％），タンパク質（10％）が主である。卵白タンパク質は，オボアルブミンがもっとも多い。卵黄は，タンパク質（16％），脂質（33％）が含まれ，リポタンパク質，中性脂肪が多い。卵白・卵黄とも，水を分散媒としたコロイド系である。保存に伴い卵の物性は変化する。水分の減少，水分の移動に伴う濃厚卵白の水様化・卵黄膜の脆弱化，二酸化炭素の散逸に伴うpHの上昇がある。

（2）鶏卵の物性および調理加工特性

　鶏卵は生で流動性，粘性，希釈性があり，卵白には起泡性，卵黄には乳化性がある。また，加熱により熱凝固性（ゲル化性）を示す。

1）流動性，粘性，希釈性（ゾル）

　卵白・卵黄ともに，生の状態では流動性，粘性のあるゾルである。卵白と卵黄は混ぜ合わせることができ，ほかの食品と混ぜ合わせて希釈することもできる。

2）熱凝固性（ゲル）

a.　全卵　卵白・卵黄ともに，加熱によりタンパク質が熱変性するため，流動性を失ってゲル化し凝固する。これは，球状をなすタンパク質が糸状に伸びて，分子内部にあった疎水性アミノ酸残基が表面に露出し，分子間で疎水結合を形成し凝集するために生じる（図8-5）。水を間隙に囲い込みながら流動性を失った状態がゲルであり，その状態がさらに進行すると離漿する。卵白と卵黄の熱

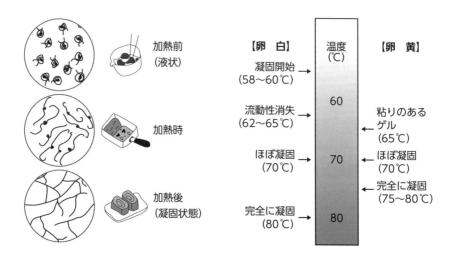

図8-5 液状卵の加熱による凝固過程の
模式図

図8-6 卵白・卵黄の熱凝固温度

表8-4 卵の熱凝固に影響する要因

化学的要因	物理的要因
希釈条件 　希釈率（卵濃度） 　希釈液（水，だし汁，牛乳等） 添加物 　食塩・塩（陰イオン・陽イオン） 　砂糖・糖質 　酸（酢・果汁等） 　油脂 　デンプン・増粘多糖類 pH 　希釈液や添加物による変化 　卵の鮮度（新・古）による変化	加熱条件（熱エネルギー） 　加熱温度 　加熱時間 　昇温速度 　（火力・加熱媒体など） 加熱環境 　真空環境・常温環境・加圧環境 物理的エネルギーの付与 　静置状態・撹拌状態 　（せん断の有無）

（西成勝好，中沢文子，勝田啓子ほか：新食感事典，サイエンスフォーラム，p.294, 1999. を改変）

凝固温度は異なる（図8-6）。卵の熱凝固に影響する要因を表8-4に示す。

① 卵豆腐，茶碗蒸し，カスタードプディング　全卵の希釈性・熱凝固性を利用した静置加熱による調理加工品である。希釈率は高く，卵濃度は，卵豆腐では33〜50％程度，茶碗蒸しやカスタードプディングでは20〜30％程度である。ほどよい硬さがあり，なめらかで「す」がなく，食べたときに口腔内での離漿量が少ない均一なゲルが望まれる。「す」は，卵液に溶存する微小な気泡が加熱に伴って膨張し，その状態のままタンパク質の凝固が進行することによって形成される。得られるゲルのテクスチャーは，希釈条件や加熱条件，添加物の影響を受ける。

卵濃度が低いほど，凝固温度が高くなり，ゲルはやわらかくなる。また，卵濃度が高く，加熱時間が長いほど，タンパク質の凝固が進んで水分が押し出され「す」が形成されやすい。「す」の形成を防ぐには，加熱時間短縮のためあらかじめ卵液を60℃前後に予備加熱して溶存気体を脱気しておく[9]。さらに，昇温速度を緩やかにし，蒸気が発生しやすい90℃以上の加熱を避けて85〜90℃で加熱する。金属容器よりも熱伝導率が低い陶器やガラス容器を用いると，昇温速度が緩やかになる[10]。昇温速度が緩やかだと，凝固温度が低くなり，なめらかに仕上がる。

卵豆腐や茶碗蒸しはだし汁で，カスタードプディングは牛乳などのミルク類で希釈する。だし汁やミルク類に含まれるNa^+やCa^{2+}などの陽イオンが凝固を促進し，ゲル強度を高くする。また，牛乳の代わりに豆乳やアーモンドミルクを用いてカスタードプディングを調整すると，牛乳の場合がもっとも硬く，次いで，豆乳，アーモンドミルクの順にやわらかくなる[11]。

また，アルコール添加は水の構造を変化させ，タンパク質分子の疎水基を露出させるので，凝固しやすくなる。

砂糖の添加は，砂糖のもつOH基が水素結合によりタンパク質と結合し，熱凝固の前段階として起こる分子鎖の変形を妨げる。砂糖は親水性が強く，タンパク質の熱変性に必要な自由水を減少させる。そのため，熱変性が抑制されて，凝固温度が高くなり，ゲルはやわらかくなる。

② 厚焼き卵，オムレツ，炒り卵，スクランブルエッグ　全卵の希釈性・熱
凝固性を利用した撹拌加熱による調理加工品である。希釈率は低く，だし汁
や牛乳の添加量は10〜30％程度である。加熱条件と撹拌条件が仕上がりに
大きく影響し，冷めると硬くなる。

　また，バターやクリームなどの油脂は仕上がりをやわらかくする。卵白に
は空気変性による起泡性があるため（後述），希釈する際に強く撹拌すると
泡立つ。空気変性すると熱凝固しにくくなるので，濃厚卵白と水様卵白の撹
拌は最小限にする。180℃程度の高温で素早く凝固させると，弾力のある
ふっくらとした仕上がりになる。炒り卵やスクランブルエッグでは，加熱時
に早く撹拌すると細かい粒状に仕上がる。

b.　卵白　卵白は熱凝固すると，生のときの透明から白濁する。これは，疎水
結合による架橋の光散乱による。加熱時の塩濃度が高く，pHが等電点に近いと，
白濁とゲル強度が増す。ただし，さらにその状態が進むと沈殿状態となりゲル
は脆弱化する（図8-7）。

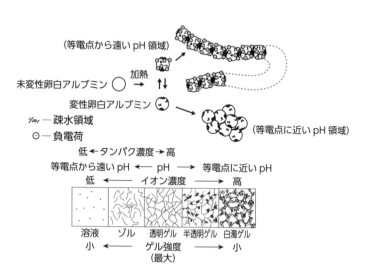

図8-7　加熱による卵白アルブミン分子の変性と凝集体形成（上図）とゲル網目構造の形成（下図）

（Doi, E. and Kitabatake, N.: Structure of glycinin and ovalbumin gels. Food Hydrocolloids; 3 ; 335
(Fig 6, Fig 7), 1989. を日本語に訳）

　例えばポーチドエッグでは，食塩1％，酢2〜3％をゆで湯に加えると卵白が散りにくくなる。これは，タンパク質は両性電解質であり帯電しているため，電解質である食塩を加えると，タンパク質の負の電荷を食塩のNa$^+$が中和して電気的反発が少なくなり凝固しやすくなる[12]。また，酢を加えると，卵白タンパク質にもっとも多いオボアルブミンの等電点pH4.8に近づくため，凝固しやすくなるためである[12]。

c.　卵黄　卵黄は完全に熱凝固すると，粒状にほぐれやすくなる。これは，卵黄顆粒の形と大きさが固定されるためである。あらかじめ撹拌すると卵黄顆粒が崩壊し，加熱後はなめらかな状態になる。

3）起泡性・泡沫安定性（ホイップ；泡沫）

　卵白を強く撹拌すると，卵白タンパク質が表面張力の作用によって変性し，変性したタンパク質分子同士が気液界面で気泡を包み込んで安定な膜を形成してホイップ（泡沫）状態になる。卵白は泡立ちやすく，できた泡が長時間消えずに安定している。すなわち，起泡性が高く，泡沫安定性が高い。メレンゲやケーキ類に利用される。起泡性・泡沫安定性には，以下が影響する。

a.　卵の鮮度　卵は鮮度が低下すると濃厚卵白が水様化して粘性が低下し，表面張力が小さくなるので，起泡性は高まるが，泡沫安定性が低下する。

b.　温度　熱凝固がはじまる前の55℃くらいまでは，温度が高いほど粘性が低下して起泡性が高まるが，泡膜が乾きやすいためつやがなく，もろくなる。低温では泡立てにくいが，泡の合併が起こりにくく，蒸発しにくいので，細かくてつやとコシのある安定した泡ができる。

c.　添加物　砂糖を添加すると，粘性が増すため起泡性が低下し泡立てに時間がかかるが，泡の合併が起こりにくくなり，きめがよく安定性も増す。また，砂糖の保水性により泡の水分が保持され，つやもよく良質の泡ができる。まずは砂糖を加えずに泡立て，ある程度泡立ってから砂糖を加えると，泡立てやすく安定性もよい。メレンゲでは，卵白と同重量〜二倍重量程度の砂糖を加える。卵白に加えた砂糖はすべて溶けるわけではなく，一部は泡のまわりにある粘稠な液の中に固体粒子のまま残っている。これら固体粒子が互いに接触しあい，

165

その間の引力により可塑性を生じるため，メレンゲは絞り出すことができる。

　レモン汁などの酸の添加は，pHを含量の多いオボアルブミンの等電点 (pH4.8) 付近にするため荷電の反発がなく泡立てやすくなる。オボグロブリンとトランスフェリンはpHに関係なく泡立ちやすい。一方，油脂や卵黄中の脂質は，泡の薄膜に吸着して膜を不安定にするため，起泡性・泡沫安定性を低下させる。

d. 撹拌方法　電動ミキサーでは，強い物理的エネルギーによりタンパク質の疎水基を露出させるので，手動よりも効率よく泡立つ。

4) 乳化性（エマルション・ホイップ）

　卵黄中の低密度リポタンパク質（LDL）が中性脂肪やレシチン（リン脂質の一種）と複合体を形成し，卵黄の高い乳化性に寄与している。マヨネーズなどのエマルションやアイスクリームなどのホイップに利用される（第6章参照）。

4. 乳　　類

(1) 牛　　乳

1) 構造と成分（O/W型エマルション）

　牛乳は，コロイド系のO/W型エマルションである。成分は，タンパク質（約3.0～3.5％），脂質（3.7％），糖質（4.7％），ミネラルやビタミンを含んでおり，残りは水分である。牛乳タンパク質はカゼイン（約80％）と乳清タンパク質（約20％）であり，脂質は中性脂肪（98～99％），リン脂質（0.2～1.0％）などである。

a. カゼイン　カゼインはカルシウムやリン酸と結合した複合体を形成し，コロイド粒子のカゼインミセルを構成して分散している。カゼインミセルは，疎水性のサブミセルを内側に，親水性のサブミセルを外側にして集合した，親水性のミセルである（図8-8）。

　カゼインミセルは熱には安定であるが，酸を加えるとカルシウムが遊離し，等電点（pH4.6）付近で沈殿する。すなわち，酸凝固する。このときの沈殿物

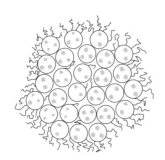

○　サブミセル

） プロトルディン
　　ペプチド鎖

・ コロイド状リン酸カルシウム

図8-8　カゼインミセルの模式図

（青木孝良ほか：カゼインミセルの構造モデルと乳の加工. Milk Science；66(2)；128, 2017. 日本語に訳）

が凝乳（カード）である。

b．乳清（ホエイ）タンパク質　カゼインが沈殿したときの上澄み液である乳清（ホエイ）に含まれるタンパク質である。酸凝固はしないが，加熱すると凝固（熱凝固）する。

c．脂肪球　牛乳中の脂質はリポタンパク質の皮膜に包まれた脂肪球の状態でO/W型エマルションとして分散しており，直径0.1～17 μmである。1 μm程度に均質化（ホモジナイズ）され，脂肪球が分離・浮上して表面にクリーム層が形成されるのを防いでいる（図8-9）。

均質化する前の牛乳

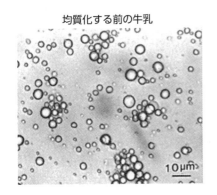

均質化した牛乳

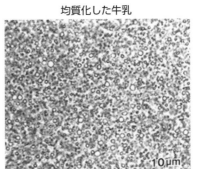

（雪印メグミルク株式会社提供）

図8-9　牛乳の脂肪球の大きさ

2）牛乳の物性および調理加工特性

a. なめらかな食感，白い外観，脱臭効果　微細なカゼインミセルや脂肪球により得られる。

b. 加熱による皮膜形成　60℃以上に加熱すると，水分が蒸発して成分の濃縮が起き，乳清タンパク質が脂肪球や糖類と絡まりながら熱凝固し皮膜形成する（ラムスデン現象）。防止するには，ふたをする，バターを加えて液面を覆う，加熱しすぎない，軽く撹拌する。

c. 泡立ち　牛乳は表面張力が小さいため泡立ちやすい。両親媒性構造であるタンパク質や脂肪球が，空気と液体の界面に吸着して泡を形成する。カプチーノなどに利用される。液温が高いと表面張力は小さくなるが，60℃以上に温めると皮膜が形成されるので注意する。

d. 酸凝固　野菜や果物中のクエン酸，貝類のコハク酸などの有機酸と反応して，カゼインが酸凝固する。イチゴミルクやクラムチャウダーなどで起こる。

e. ゲル形成への影響　牛乳を加えた卵（カスタードプディング），ゼラチン，κ-カラギーナン，低メトキシ（LM）ペクチンのゲルは，牛乳中のCa^{2+}やタンパク質の影響によりゲル強度が高くなる。逆に，牛乳を加えた寒天のゲルは，牛乳中のタンパク質や脂肪が寒天ゲルの網目構造を阻害するためゲル強度が低下する。

f. 野菜・いもの硬化　野菜やじゃがいもを牛乳で煮ると，野菜やいも中のペクチンが牛乳中のCa^{2+}と結合して可溶化しにくくなるため，水煮に比べて軟化しにくい。

（2）乳 製 品

1）ヨーグルト

　ヨーグルトは脱脂乳や脱脂糖乳に乳酸菌を加えて，一定温度で発酵させ，発酵中に生成される乳酸によってカゼインを酸凝固させたものである。

a. プレーンヨーグルト　製造・流通・保存中のカードの崩れやホエイ分離の防止のため，タンパク質（おもにカゼイン）濃度，発酵前の加熱条件，発酵速

度を制御し，硬さと保水力を高めた緻密な組織をつくっている。

b. ハードヨーグルト　寒天，ゼラチン等の安定剤により，ヨーグルトのタンパク質粒子のネットワークを補強し，カードの破壊やホエイの分離を抑えている。安定剤無使用のタイプでは，乳タンパク質濃度や脂肪濃度を高めている。

c. ソフトヨーグルト　カードを破砕後，果肉入りフルーツソースなどと混合される。カード破砕時に過度な剪断力を加えると粘性が低下しすぎる。果肉をヨーグルト中に保持するため，加工デンプン，増粘多糖類などの安定剤を添加し十分な粘性を付与している。

2）チーズ

a. ナチュラルチーズ・プロセスチーズ　ナチュラルチーズは，酸（乳酸菌）や酵素（キモシン）によるカゼインの凝固性を利用してできたカードからホエイを分離し固形状にしたもの，またはそれを熟成したものである。

　カゼインミセルに酸を添加してpH4.6にすると，カゼインミセルはカルシウムを放して凝集する。それに対して，キモシンを添加すると，カゼインミセルの表面に存在するκ-カゼイン末端のグリコマクロペプチドが遊離され，電荷の減少により，ミセルの凝集，ゲル化が起こる（図8-10）。この場合は，カルシウムやリン酸塩が結合したまま凝固するため，酸沈殿カゼインに比べてミネラル含量が高い。

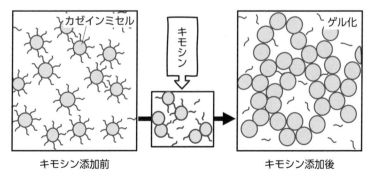

図8-10　キモシンによるカゼインミセルの凝固

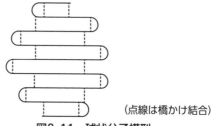

（点線は橋かけ結合）

図8-11　球状分子模型

（右田正男：蛋白質と調理（Ⅱ）―蛋白質はなぜ変性しやすいか―. 調理科学；1（3）；138. 1968.）

　プロセスチーズは，数種のナチュラルチーズを混合・加熱・融解・乳化・成形したものである。加熱殺菌されているので保存性がよい。

b.　とろけるチーズ　チーズのタンパク質は，ポリペプチド鎖が折りたたまれた球状タンパク質であり，この立体構造は，分子内・分子間の弱い橋かけ結合により維持されている（図8-11）。チーズを加熱すると，球状タンパク質の橋かけ結合が切れて伸びた糸状になり，分子が自由に活動できるようになる。そのため，チーズがとろけて伸びる。糸状に伸びたタンパク質の分子鎖は，絡みあって網状構造をつくりやすくなるため，長く加熱を続けた場合はゴムのような糸を引くようになる。

c.　ストリングチーズ　ストリングチーズ（さけるチーズ）は，カードを50〜60℃の温水中で加熱した後，一方向に延伸しながら形を整え，冷水に浸漬して冷却・硬化して製造される。シコシコした特有の歯ごたえがあり，延伸方向に沿って引き裂くことができる。引き裂いた面には多数の糸状物が生成され，ストリングチーズの品質はこの糸状物の多さで線維性として評価される。生成可能な糸状物の最小径が小さいほど，線維性が高く，歯ごたえのあるテクスチャーを示す。

引用文献

1) 沖谷明紘：肉の科学；48；62，朝倉書店，1996.
2) 戸田貞子，早川文代，香西みどりほか：高齢者に対する牛肉の食べやすさの調理による向上．日本家政学会誌；59(11)；881-890，2008.
3) 高橋智子，中川令恵，道脇幸博ほか：食べ易い食肉のテクスチャー特性と咀嚼運動．日本家政学会誌；55(1)；3-12，2004.
4) 髙澤まき子（森髙初惠，佐藤恵美子編著）：Nブックス調理科学第5版，建帛社，pp.156-159，2021.
5) 吉村美紀，山下麻美，加藤陽二：真空調理時の加熱温度がシカ肉中のカルニチン含量および物性に及ぼす影響．日本食品科学工学会誌；61(10)；480-485，2014.
6) 渋川祥子，杉山久仁子：食品加熱の科学，pp.90-94，朝倉書店，1996.
7) 畑江敬子，飛松聡子，竹山まゆみほか：魚肉の物性とその魚種差に対する結合組織の寄与．日本水産学会誌；52(11)；2001-2007，1986.
8) 畑江敬子，中山照雄，松井由佳ほか：5種類の魚肉物性のクリープ・コンプライアンスによる特徴づけ．日本水産学会誌；54(9)；1595-1599，1988.
9) 富江ハス子，大久保一良：加熱調理におけるすだち現象に関する研究（第1報）鶏卵ゲルの「す」形成主要因の再検討．家政学雑誌；33(8)；419-424，1982.
10) 松本美鈴，平尾和子編著：新調理学プラス 健康を支える食事を実践するために．p.161，光生館，2020.
11) 阿相優香，山形純子，松本美鈴：植物性ミルクがカスタードプディングの物性と嗜好性に及ぼす影響．日本調理科学会誌；54(1)；6-13，2021.
12) 山崎清子，島田キミエ，渋川祥子ほか：NEW調理と理論，p335，同文書院，2011.

参考文献

・栢野新市，水品善之，小西洋太郎編：食品学Ⅱ，羊土社，2021.
・杉田浩一，平宏和，田島眞ほか：日本食品大事典 第3版，医歯薬出版，2013.
・松本美鈴，平尾和子編著：新調理学プラス 健康を支える食事を実践するために，光生館，2020.
・海老原清，渡邊浩幸，竹内弘幸編：食品加工・保蔵学，講談社，2017.
・小川正，的場輝佳編：食品加工学改訂（第2版），南江堂，1997.
・西成勝好，中沢文子，勝田啓子ほか：新食感事典，サイエンスフォーラム，1999.

・山崎清子, 島田キミエ, 渋川祥子ほか：NEW 調理と理論, 同文書院, 2011.
・本間清一, 村田容常編：食品加工貯蔵学, 東京化学同人, 2016.

第**9**章 多孔質食品の物性

1. 多孔質食品とは

　多孔質食品はいわゆる膨化食品である。分散系から考えると，分散媒が固体または半固体で分散質が気体の固体泡沫だといえる。

　多孔質食品では代表的なものとして，スポンジケーキやパンがある。これらは，小麦粉生地が多孔質状に膨化して微細な気泡を含む食品である。スポンジケーキは気泡の熱膨張により膨化し，パンは酵母など微生物によるアルコール発酵で生成された二酸化炭素によって膨化する。パイやシュー生地は，生地から発生する水蒸気を利用して膨化した食品である。クッキーやせんべいは，食感は硬いが気泡を含み，多孔質食品に分類される。

2. 多孔質食品の物性測定法

（1）小麦粉生地

　小麦粉に重量比で50〜60％の水を加えて混捏すると粘弾性をもつ塊ができる。これをドウと呼ぶ。また，重量比で70〜90％の水を加えて混捏し，糊状に調製した生地をペースト，100〜400％の水を加えて調製したゆるい流動性をもつ生地をバッターと呼ぶ。スポンジケーキの生地はバッターであり，シュー生地やクッキー生地はペースト，パンやパイの生地はドウである。

　小麦粉生地の物性には，小麦粉特有のタンパク質であるグルテニンとグリア

ジンの存在が大きく影響を与えている（第7章参照）。グルテニンは吸水によって粘着性を示し，グリアジンは弾力性を示す。小麦粉に加水して混捏すると，グルテニンとグリアジンが絡みあって網目構造となり，粘弾性をもつグルテンが形成される。

　小麦粉生地の物性測定法には，粘弾性を測る基礎的方法として，クリープ測定や応力緩和試験，動的粘弾性測定などがある。また，模擬的方法として，ファリノグラフ，エキステンソグラフ，アルベオグラフなどを使用した測定も行われている。ここでは，バッターとドウの物性測定法について述べる。

1）バッターの測定

a. 密度　生地の密度は，単位体積あたりの重量比で表される。スポンジケーキの生地の場合，気泡を抱き込むほど同体積での重量は少なくなり，密度は小さくなる。

$$密度 = W/V(\mathrm{g/cm^3})$$

　ここで，Wは一定体積での生地の重量であり，Vは測定に使用した容器の容量を示している。

b. 粘度　粘度はB型回転粘度計やE型回転粘度計で測定される。小麦粉バッターの場合には粘度が高いため，コーン-プレート型（E型）を使用することが多い。小麦粉バッターは非ニュートン流体であり，粘度計で測定した値はみかけの粘度と呼ばれる。

　小麦粉バッターは，B型回転粘度計で測定すると，時間経過とともに粘度は低下する。水分が多いため，次頁に述べるドウのように強靭なグルテンのネットワーク構造はつくられない。しかし，時間経過によってグルテンが形成され，バッターの内部で凝集体が形成されて沈殿し，生地が不均一になるため，品質に影響を及ぼすと考えられている[1]。このとき，生地の不均一さにより，みかけの粘度は低下するが，湿熱処理した小麦粉では粘度は低下せず，湿熱処理がグルテン形成を何らかのかたちで抑制したと考えられている（図9-1）。

　一方で，渡辺ら[2]は，30 wt％に調製した小麦粉バッターでは，2時間経過後

に，みかけの粘度が有意に増加したと述べている（図9-2）。時間経過によって，生地が均一化されるのとともにグルテンが徐々に形成され，みかけの粘度が上昇したと考えられている。グルテンを含まないハトムギ粉の場合，粉が均一に水に分散され，みかけの粘度は時間経過とともに低下している。小麦粉バッターにおいて，グルテンの存在が大きな影響を与えているといえる。

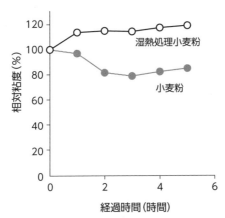

図9-1　バッター粘度の経時的変化

（片桐実菜，北畠直文：ドウとバッターの構造と特性．化学と生物；52（8）；533, 2014.）

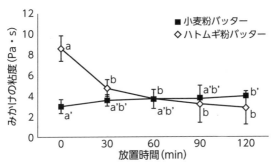

※粉ごとに a, b および a', b'間で有意差あり：p＜0.05, n=4〜6

図9-2　バッターの放置時間に伴うみかけの粘度変化

（渡辺裕子，小林理恵，長尾慶子：ハトムギ粉を用いた調理食品の小麦粉代替食品としての適応性の検討．日本調理科学会誌；49（2）；131, 2016.）

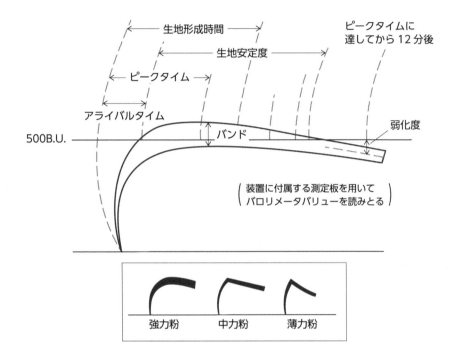

・アライバルタイム（500 B.U.に達するまでの時間）

・生地形成時間（最適な混捏時間を示している）

・生地安定度（硬さが初めて500 B.U.と交わる点から，500 B.U.から離れる点までの
　時間。これが長いほど混捏に対する耐性が大きいと判断される。）

（参考）吸水率は，500 B.U.の硬さの生地をつくるのに要した水量であり，小麦粉
　　　　重量に対する比率で表わされる。図中のバンドは生地の弾性を示す。

　　　　　また，ピークタイムから12分後のファリノグラムの中心点をとり，装置
　　　　に付属しているスケールをあてはめてバロリメータバリュー（V.V.）を読
　　　　みとる。一般的に，中力粉は50〜70V.V.，強力粉は70V.V. 以上とされて
　　　　いる。

図9-3　ファリノグラムの読み方

（長尾精一：小麦粉の知識（3）─調理実験材料としての小麦粉─．調理科学；23（2）；154, 1990. を改
変）

スポンジケーキの生地やシュー生地は，調理加工において，調製後すぐに焼成される。時間をおくと生地の状態が変化し，できあがった製品の品質にも影響を及ぼすからである。

2) ドウの測定

a. ファリノグラフ　生地の物理的特性を機械的に測定し，数値化して評価する方法の中で，広く用いられているのがブラベンダー社のファリノグラフである。小麦粉50 g用，または300 g用のミキサーに小麦粉を入れ，ビュレットから水を加えてミキシングし，一定の硬さの生地（500 B.U. これはブラベンダー社が作成した単位である）をつくり，さらに混捏を続ける。その一連の過程で，ミキシングする際に，生地からミキサーの羽に加わる抵抗を記録する。その結果，図9-3のような曲線（ファリノグラム）が得られ，粉の吸水率や，ドウの強さ，最適な混捏時間，生地の安定性やミキシング耐性などの情報を得ることができる。また，小麦粉の種類によってカーブは異なった軌跡を描く。

b. エキステンソグラフ　エキステンソグラフは，ミキシング後の一定の硬さの生地の性質を測定する機器である。小麦粉に食塩と水を加えてミキシングした生地を棒状に成形し，一定時間経過後に引張試験を行う。フックに生地を掛け，切断するまで伸ばして伸長度（伸びやすさ）と伸長抵抗（伸長に対する抵抗）を記録する。パン生地の伸展性，弾力性，ガス保持力の評価に用いられる。その記録曲線（エキステンソグラム）は，図9-4に示したような軌跡を示す。

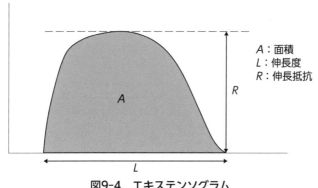

A：面積
L：伸長度
R：伸長抵抗

図9-4　エキステンソグラム

　Aは面積を表し，この値が大きいほど弾力がある。Lは伸長度を表し，この数値が大きいと生地が伸びやすい。Rは伸長抵抗を表し，数値が大きいほど引き伸ばしにかかる抵抗が大きい。すなわち，引き伸ばしに大きな力が必要ということになる。Rは，生地の強さ，弾力の指標である。R/Lは伸長抵抗を伸長度で除した値で，この値が小さいほど伸長度が大きく，生地がだれる傾向を示す。

　それぞれ強力粉，中力粉，薄力粉で調製した生地では，タンパク質含量の違いにより典型的な軌跡を示す（図9-5）。

　また，ドゥをねかすと物性は大きく変化する。強力粉のドゥを30分ねかすと伸長抵抗Fは1/4程度に低下し，伸長度は2倍超に増加し操作性が向上する（図9-6）。

　エキステンソグラフによる測定は，測定装置による差が大きいため使われることが少なくなってきているといわれている。しかし，各種小麦粉生地の特徴を捉え，ドゥの物性を理解するのにわかりやすい指標である。

c. アルベオグラフ　アルベオグラフは，ミキシング後の生地の性質を測定する機器である。生地を伸ばして円盤状に打ち抜き，ねかした後に生地に空気を送って風船のように膨らませる。生地が膨化して破れるまでの圧力変化が記録され，図9-7のような軌跡を描く。この測定によって伸長抵抗や伸張性が得られる。これらは主に製パン適性を判断するのに用いられている。

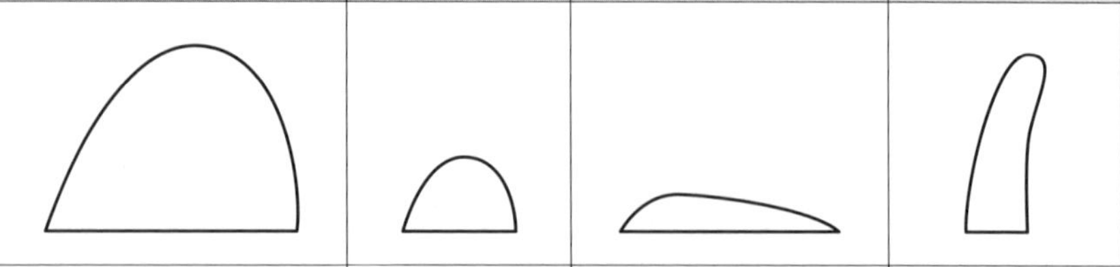

強力粉	薄力粉	やわらかすぎる生地	硬すぎる生地
A…大 L…大 R…大	A…小 L…小 R…小	A…小 L…大 R…小	A…中 L…小 R…大

図9-5　各種小麦粉のエキステンソグラム

（川端晶子：食品物性学　レオロジーとテクスチャー，建帛社，p.199, 1989.）

Rはピークの高さで，生地の拡張力を示す。Lは伸展性を示し，エキステン
ソグラムと同様に，面積Aが大きいと製パン適正がよいといわれている。

RとAは強力粉＞中力粉＞薄力粉の順で大きく，伸展性Lは薄力粉＞中力粉
＞強力粉の順で大きい。

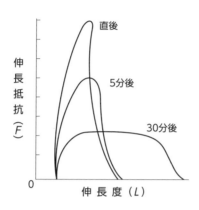

図9-6　ドウのエキステンソグラム（小麦粉生地の粘弾性の時間変化）

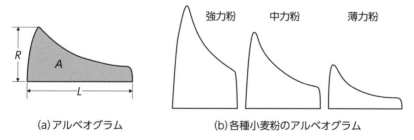

(a)アルベオグラム　　　　(b)各種小麦粉のアルベオグラム

図9-7　小麦粉生地のアルベオグラム

（川端晶子：食品物性学　レオロジーとテクスチャー，建帛社，p.200, 1989.）

3）そのほかの生地の測定

　近年，多孔質食品を調製する際に小麦粉だけではなく，さまざまな穀粉が用いられる。スポンジケーキやパンだけでなく，シュー生地にも，米粉や雑穀粉，各種デンプンが用いられることが多くなってきた。

　例えば米粉や雑穀粉でパンを調製する場合，グルテンを形成するタンパク質を含まないため，生地の状態は小麦粉生地とまったく異なっている。小麦粉でパンを調製する場合，加水量はそのパンの種類によって異なるが，おおよそ55〜70％程度（ベーカーズ％：使用する小麦粉を100として，ほかの材料を粉に対する割合で表したもの）である。米粉100％パンの場合には，加水量は100％を超えるものもあり，雑穀粉に至っては130％の加水が必要なものもある。生地はバッター状，またはペースト状である。米粉生地の場合，グルテンを添加，または一部小麦粉を使用して調製した場合などには，ファリノグラフを用いて最適な加水量を求めることもあるが，米粉や雑穀粉でグルテンフリーパンを調製する場合，多くは製パン試験から導き出されている。

　生地の特性を把握する方法の一つとして，動的粘弾性の測定がある。生地の弾性要素と粘性要素を解析可能で，その比率，すなわち損失正接$\tan\delta$を算出するとどちらの要素が強いかが示され，生地の特徴を知ることができる。

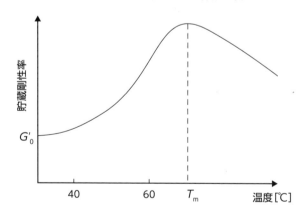

図9-8　米粉生地の貯蔵剛性率

（香田智則，西岡昭博：グルテンを用いない米粉パンの製造技術．日本調理科学会誌；50(1)；3，2017．一部改変）

香田ら[3]は，製パン性に適した生地かどうかを検討するのに，昇温時の貯蔵剛性率G'の変化をみることを簡便な方法として紹介している。Murakamiら[4]の検討結果から，米粉を分級して調製した米粉生地では，米粉の粒子サイズによってG'_0は変化し，製パン性に適した範囲が存在するとしている。G'_0は初期の貯蔵剛性率で生地の硬さを表す物性であり，大きすぎても小さすぎても製パン性に影響を与える。

（2）スポンジケーキ

スポンジケーキの品質や嗜好性には，材料の基本配合や，生地の撹拌条件が大きく影響を与えることが知られている。ここでは，スポンジケーキを比較評価するのに使用するパラメータについて述べる。

1）体積の測定

スポンジケーキやパンなどのやわらかい膨化食品の焼成後の体積測定には，菜種置換法が広く用いられている。これは，一定容量の容器に菜種を満杯に入れてすり切り，基準の体積を決め，同じ容器に菜種と試料を入れてすり切り，あふれた菜種の体積を測定する。これを，みかけの体積と呼んでいる。しかし，菜種置換法は測定誤差が生じやすく，特に測定する試料が大きいほど誤差が大きくなる。最近では，レーザーを用いた体積測定装置も普及しはじめ，再現性のよいデータが得られるようになってきている。また，一般に安価な3Dスキャナも普及してきており，得られたデータを基に体積の計算が可能である。

2）比容積の算出

膨化度合を比較するためには，一定の単位が必要となる。その指標となるのが比容積であり，次式で求める。

$$比容積 = V/W (\mathrm{cm^3/g})$$

ここで，Vは試料のみかけの体積，Wはその重量である。比容積は，単位重量あたりの体積を示すものである。

3）膨化率の測定

　生地をベースに，試料がどれくらい膨化したのかを測る指標である。膨化率は，生地の単位重量あたりの膨化度を示す。

$$膨化率 = V/W_1 \times 100(\%)$$

　ここで，Vは試料のみかけの体積，W_1は試料を焼成するのに使用した生地の重量である。

4）スポンジケーキの粘弾性

　スポンジケーキの粘弾性の測定には，クリープ測定や応力緩和試験が用いられる。クリープ測定は，一定の応力下での圧縮クリープ曲線を求め，力学模型を適用して粘弾性の解析を行う。測定は，応力とひずみが線形性の領域，応力とひずみが正比例関係にある領域で行うことが必要である。解析により試料の

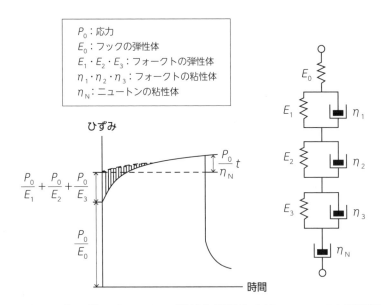

図9-9　スポンジケーキのクリープ曲線と8要素ケルビン-フォークト型粘弾性模型
（越智智子，土屋京子：スポンジケーキの粘弾性におよぼすバターと卵の配合比率の影響．日本家政学会誌；38(12)；1065, 1987.）

表9-1　スポンジケーキの弾性率・粘性率・遅延時間

試料	E_0 (Pa) ×10³	E_1 (Pa) ×10⁴	τ_1 (s)	η_1 (Pa·s) ×10⁶	E_2 (Pa) ×10⁴	τ_2 (s)	η_2 (Pa·s) ×10⁵	E_3 (Pa) ×10⁴	τ_3 (s)	η_3 (Pa·s) ×10⁵	η_N (Pa·s) ×10⁷
A	1.6	0.82	109	0.90	1.1	16.2	1.8	0.96	2.82	0.27	0.60
B	3.9	1.8	105	1.9	3.0	16.2	4.9	3.1	3.22	1.0	1.6
C	5.9	2.7	105	2.6	3.4	15.6	5.3	3.9	3.11	1.2	2.0
D	7.0	3.4	103	3.5	4.4	15.6	6.9	4.0	3.00	1.2	2.6

＊τ_1，τ_2，τ_3：遅延時間，そのほかの試料は図9-9に準じる。
（越智智子，土屋京子：スポンジケーキの粘弾性におよぼすバターと卵の配合比率の影響．日本家政学
会誌；38(12)；1065，1987．を単位変換，※は筆者加筆）

弾性率，粘性率が求められ，それらを用いて食品の粘弾性を比較することができる。

　越智ら[5]は，油脂および卵の配合割合が異なる四種のスポンジケーキについてクリープ測定を実施し，対応する粘弾性模型を示して粘弾性定数を求めた。図9-9に，スポンジケーキのクリープ曲線と8要素模型を示す。四種のスポンジケーキは，ABCDの順にバターの配合が増加し，卵の配合が減少している。スポンジケーキの弾性率・粘性率・遅延時間を表9-1に示した。バターの配合が増加するとフックの弾性率E_0は増加している。これは瞬間的な弾性変形に対応している値で，E_0の増加はケーキが硬くなったことを示している。その後の遅延変形部分においても，各弾性率と粘性率は増加傾向を示している。これらは，バターの配合が少なく卵の配合の多いケーキは，各粘弾性定数が小さく，弾性変形と流動変形ともに起こしやすいことを示している。

5）スポンジケーキのテクスチャー特性

　スポンジケーキの基本的な材料であるバターと卵の配合を変化させると，テクスチャーにも影響を及ぼす。前項で述べた越智らの検討によると，バターの配合割合が少なく，卵の配合が多いAのケーキがやわらかく，凝集性，弾力性に富み，比容積の値も高いことが示されている。川染ら[6]は，卵黄とバターの割合を変化させて，テクスチャーに及ぼす影響を検討している。

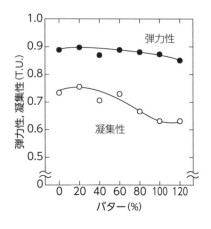

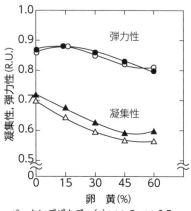

ベーキングパウダー(g)：△○ 0，▲● 0.5
※卵黄は，卵200gのうちの卵黄含量を示す。

図9-10　スポンジケーキの弾力性，凝集性に及ぼすバター含量の影響

（川染節江，山野善正：スポンジケーキのテクスチャーに及ぼすバター含量の影響，家政学雑誌；37(9); 763, 1986. を日本語に訳）

図9-11　弾力性，凝集性に及ぼす卵黄含量の影響

（川染節江，山野善正：バタースポンジケーキのテクスチャーに及ぼす卵黄含量および膨化剤の影響，日本家政学会誌；40(2); 153, 1989. を日本語に訳）

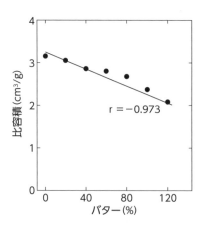

図9-12　ケーキの比容積に及ぼすバター含量の影響

（川染節江，山野善正：スポンジケーキのテクスチャーに及ぼすバター含量の影響，家政学雑誌；37(9); 762, 1986. を日本語に訳）

バターの含量が増加すると，硬さ，咀嚼性は低下し，硬さは，バター含量が60％以上，咀嚼性は80％を超えると増加している。一方，凝集性と弾力性はバター含量が増加すると減少している。また，スポンジケーキの気泡はバターを加えない場合，大きさは大小さまざまだが，バターを加えると気泡が均一になり，添加量の増加に伴って気泡が小さくなると報告されている[6]。さらに，バターの配合が増加すると比容積が小さくなり，気泡構造が扁平になるとも述べられている。これは，油脂の消泡作用によるものだとされており，バターの配合割合が過度に増加すると，加えない場合と比較して気泡膜が弱く，焼成中に押しつぶされて体積が減少するものと考えられている。一方，卵黄の配合割合を変えた場合，スポンジケーキの比容積は増加すると報告されている。テクスチャー特性との関係では，卵黄の配合割合の増加に伴って，硬さ，咀嚼性は減少し，凝集性，弾力性も減少している。このほか，砂糖が及ぼす影響も検討されており，それぞれがスポンジケーキの膨化やテクスチャーに影響を与えている。

（3）パ　　ン

パンは多様である。一般社団法人日本パン工業会のパンの実用分類によると，食パン，硬焼きパン，菓子パン，その他のパンに大きく分類されている。そのほか，例えば材料（油脂・乳製品・砂糖など）の配合量で，シンプル，リーン，リッチ，ベリーリッチなどと分類されることもある。また，パンのクラスト（外皮）の硬さによって，ハード系，ソフト系に分類される。

パンの主材料は小麦粉やライ麦粉が主流だが，米粉や雑穀粉，各種デンプンを利用したパンも市販されている。小麦アレルギー対応としてグルテンフリーパンも徐々に研究開発され，流通しはじめている。製パンにおけるグルテンの役割は甚大で，「グルテンフリーパン」は文字通りグルテンを含まない。また，パンの製法も小麦パンとは異なる部分が多く，物性も大きく異なる。

なお，パンは材料配合や製法により，物性やテクスチャーが大きく異なり，おいしさの要素である香り，風味，味，食感などもさまざまである。

1）膨化率，比容積

　基本的にはスポンジケーキで記載した方法と同じである。中でも，比容積はパンの膨化を評価するうえで重要である。単位重量あたりの体積を算出することで，よく膨らんだかどうかを客観的に比較することが可能である。

　小麦パンの比容積は一般的に，角型食パンで$3.8 \sim 4.2\,cm^3/g$，山形食パンでは$4.0 \sim 4.5\,cm^3/g$，場合によっては$5.0\,cm^3/g$程度といわれている[7]。パンの種類によって，好ましい比容積の値も変化する。ドイツパンやバゲットなどのいわゆる硬焼きパンの場合，クラム（内相）の状態も異なっている。バゲットの場合，比容積は$6.0 \sim 7.0\,cm^3/g$である[7]。一方で，小麦粉の一部を米粉や雑穀粉で置換すると，その分だけグルテン量が減少するため膨らみは減少し，比容積の値も小さくなる。また必然的に，膨化率も低下することになる。

　雑穀粉100％でパンを調製すると，雑穀パンの比容積は，$1.9 \sim 2.2\,cm^3/g$程度[8]である。製パンにおけるグルテンの役割は大きく，米粉や雑穀粉で調製したパンの比容積は小麦パンの半分以下の値である。グルテンに替えてパンの骨格を構成するために増粘多糖類などを利用して膨化の改善が図られている。

2）パンの気泡構造

　クラムの気泡構造が異なると食感に大きく影響を与える（図9-13）。同種のパンでも，気泡の形状や気泡数によって物性やテクスチャーが異なる。また，

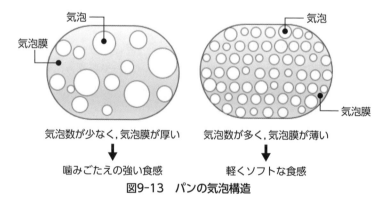

図9-13　パンの気泡構造

（井上好文：パンの食感と気泡構造の関係. 日本調理科学会誌; 49（4）; 282, 2016. を改変）

パンは気泡膜の内部の状態が一定であっても，気泡膜が薄いほど軽くソフトな食感となり，厚いほど噛みごたえが強い食感となる。

　パンの品質を評価するうえで，気泡数や気泡膜厚の測定，気泡の大きさなども重要な要素となる。気泡数の計測は，パン断面を薄くスライスしてコピーし，単位面積あたりの気泡数を数えて計算する方法などが用いられていた。最近ではスキャナなどを利用して画像解析し，それらの値を計算する方法も用いられている。

3）パンの破断特性

　スポンジケーキはやわらかく軽い食感，またはしっとりした食感が食品の評価を左右する要因となる。しかし，パンの場合，種類によって評価のポイントは異なり，例えばドイツパンのように，噛みごたえがおいしさを示す指標となるものもある。噛みごたえは，破断特性を測定した際の，破断時のエネルギー量によって表される。破断エネルギー量は，応力-ひずみ曲線における面積Aで示される（図9-14）。

　破断には，脆性破断と延性破断がある。脆性破断はクッキーやせんべいなどのように破断点が明確なもので，延性破断は飯粒やもちのように破断点がはっきりしないものを示す。パンの場合，用いられる材料や種類によって脆性破断に近い軌跡を示す。中でも食パンは，膨らみが大きくやわらかいクラムの場合は，降伏点をもつ応力-ひずみ曲線を示すこともあり，モチモチした食感のク

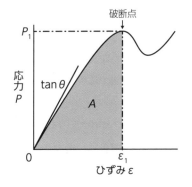

A：破断エネルギー（噛みごたえ）

$\tan\theta$：初期弾性率（触れた瞬間の硬さ）

図9-14　応力-ひずみ曲線

ラムの場合には延性破断を示す。

　測定には，レオロメータやクリープメータが用いられる。試料の圧縮を開始し，ごく初期の応力-ひずみ曲線が直線状のときの$\tan\theta$を初期弾性率，またはみかけの弾性率という。パンの場合，噛みはじめの瞬時に感じる硬さを示している。延性破断の場合，明確な破断点を示さないため，どの点をもって比較するかが問題となる。パンの破断測定の場合，一定のひずみのときの応力を硬さと定義し，比較することが多い。どの点での応力を硬さとするかは研究者によって定義が異なる。AACC法（American Association of Cereal Chemists, AACCが，穀物関係の標準試験法をまとめたもの）に準拠し，ひずみ率が25％のときの応力を硬さと定義することも多い。しかし，AACC法で定めた測定条件と実際の設定が異なることが多いため，AACC法の改良法，変法として用いられている。

4）パンのテクスチャー特性

　テクスチャー測定における硬さは，テクスチャー測定で一回目の圧縮をしたときの高さで示される。官能評価における硬さの評価とよく相関することが知られている。凝集性は，一般的には食品内部の結合力を示すといわれているが，パンの場合，クラムの弾力性や回復力と解釈するのが実態に合っている。付着性は，モチモチした食感のクラムを測定した場合に値が算出されることが多い。雑穀粉でパンを調製した場合，クラムがべたつくことが多く，付着性がみられることがある。

（4）クッキー

　クッキーやビスケットでは，サクサクした軽い食感が重要な要素である。この砕けやすくもろい性質をショートネスという。調製する際の材料配合比の影響はショートネスの付与に大きな影響を与える。

　主な材料は，小麦粉，砂糖，卵，バターである。この中で，バターがショートネスに与える影響は大きい。バターはグルテンが網目状に骨格を形成するのを阻害する。そのため，バターの配合量が多いとサクサクとしたもろい食感のクッキーが調製できる。クッキーにおいても，小麦粉特有の成分であるグルテ

ンが物性に大きくかかわっている。材料を撹拌すると，グルテンが形成されて
生地に粘弾性が加えられ品質に影響を与える。また，ほかの材料を一定にし，
小麦粉のグルテン含量だけを変化させると，グルテン量が増すと膨化率は低下
し，破断応力や破断エネルギーが増加すると報告されている[9]。官能評価にお
いては，硬く，もろさに欠けて口どけが悪いと評価されている。そのため，
クッキーの場合には，タンパク質（グルテン）含量が少ない薄力粉を用いるこ
とが適切である。また，できるかぎりグルテンを形成させないように，材料の
混合の仕方にも配慮が必要である。

1）クッキーの破断特性

　破断応力の測定には，ダイナグラフ，ショートメータなどいくつかの機器が
用いられるが，最近では主にレオロメータやクリープメータが用いられる。図
9-15は，ダイナグラフを用いて測定したクッキーのみかけの応力-ひずみ曲線
の模式図である。(a)(b)(c)はそれぞれ材料の配合比が異なっている。(a)は
砂糖，(b)は卵，(c)はバターの配合割合がもっとも高いクッキーを示してい
る。みかけの破断応力は，試料が破断する瞬間の最大応力である。食品の場合，
噛み砕くのに要する荷重，すなわち食品の硬さに対応する。(c)のように違い
が顕著であれば，試料の差を推し量ることができる。

　倉賀野ら[10]は，破断測定と官能評価の関係性を検討し，官能評価における，
みかけの破断応力は硬さともろさの評価との間に正の相関があり，みかけの破
断エネルギーはもろさとの間に負の相関があったと報告している。

　それらを踏まえ，(a)と(b)を比較すると，(a)の方がみかけの破断エネル
ギーが小さい。すなわち，(b)より(a)はもろいクッキーといえる。(b)は(a)
より破断応力が小さく，若干やわらかいことが示されている。(c)はみかけの
破断応力がほかより非常に小さいためやわらかく，破断エネルギーが小さいの
で，もろいクッキーであることが推察できる。

2）クッキーのテクスチャー

　テクスチャーは味覚の感度を変化させる。クッキーの硬さは，食感だけでな
く，味の感じ方にも影響を及ぼすことが知られている。図9-16は，グルテン

189

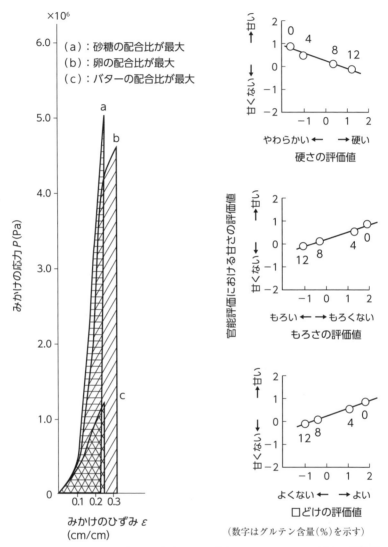

**図9-15　クッキーのみかけの応力
-ひずみ曲線の模式図**

（倉賀野妙子, 長谷川美幸, 和田淑子: クッキー
の圧縮破断特性. 家政学雑誌; 35(5); 313,
1984. を改変）

**図9-16　クッキーの甘さの評価値と硬さ,
もろさ, 口どけの評価値の関係**

（赤羽ひろ, 和田淑子: クッキーの性状におよぼす小
麦粉中のグルテン含量の影響. 日本食品工業学会誌;
34(7); 479, 1987. を日本語に訳）

の含量を変化させてクッキーの硬さを4段階に調製し，食べたときの硬さ，もろさ，口どけと甘さについて官能評価を行った結果を示している。クッキーがやわらかく，食感がもろく，口どけがよいほど甘味を強く感じている。このように，食品のテクスチャーを変化させることは，食品の評価にも影響を与える。クッキーについても，パンと同様に小麦粉に代替して米粉や雑穀粉，そのほか各種穀粉を利用して検討が進められている。

（5）その他

パイ生地，シュー生地

　パイ生地の製法には二つの方法がある。一つは小麦粉に加水してドウを調製し，バターを包んで延ばして折り込む作業を繰り返し，層をつくっていく「折りたたみ式」。もう一つは，小麦粉とバターを切り混ぜて折りたたむ，「練り込み式」である。どちらも，薄く延ばされた生地とバターの層が何重にも重なっている。パイ生地をオーブンで加熱するとバターが急激に溶け生地に染み込み，生地に含まれていた水分が気化（蒸発）する。そのときの蒸気圧によって，生地の1枚1枚を層状に浮き上がらせ膨化する。バターは冷めると固まるため，パイにサクサクとした食感のショートネスが生まれる。

　パイを調製する際，強力粉を使用するとグルテン形成が強いため，浮きがよく美しい層が形成されるが，扱いにくく食感が硬いので好まれない。また，薄力粉を混合するとソフトな食感になるが浮きが悪くなるため，1:1程度に混合することが多いようである。

　シュー生地もまた，生地中の水分が加熱により水蒸気になりそのときの体積膨張によって膨化する。生地はキャベツ状に膨化し，中央に単一の大きな空洞が形成されるが，外皮は多孔質の状態である。シュー皮の場合，比容積だけでなく，中央の空洞の状態が評価の指標となる。シュー生地の膨化には生地の気泡率，粘度特性，糊化特性，第一加熱と第二加熱の温度や時間など多くの要因が関係している。キャベツ様の独特の形状を得るには，生地が気泡を含み均質であること，また生地に適正な粘弾性が必要である。

引用文献

1 ）片桐実菜，北畠直文：ドウとバッターの構造と特性．化学と生物；52（8）；530-534, 2014.

2 ）渡辺裕子，小林理恵，長尾慶子：ハトムギ粉を用いた調理食品の小麦粉代替食品としての適応性の検討．日本調理科学会誌；49（2）；128-137, 2016.

3 ）香田智則，西岡昭博：グルテンを用いない米粉パンの製造技術．日本調理科学会誌；50（1）；1-5, 2017.

4 ）Murakami, S., Kuramochi, M., Koda, T.et al.: A. Relationship between rice flour particle sizes and expansion ratio of pure rice bread. Journal of Applied Glycoscience; 63（1）; 19-22, 2016.

5 ）越智知子，土屋京子：スポンジケーキの粘弾性におよぼすバターと卵の配合比率の影響．日本家政学会誌；38（12）；1063-1067, 1987.

6 ）川染節江，山野善正：スポンジケーキのテクスチャーに及ぼすバター含量の影響．家政学雑誌；37（9）；759-766, 1986.

7 ）田中康夫，松本博：製パンプロセスの科学，pp.4-5，光琳，2008.

8 ）石井和美，早川あつ美，藤井恵子：雑穀粉で調製したグルテンフリーパンの製パン性．日本調理科学会誌；51（2）；89-96, 2018.

9 ）赤羽ひろ，和田淑子：クッキーの性状におよぼす小麦粉中のグルテン含量の影響．日本食品工業学会誌；34（7）；474-480, 1987.

10）倉賀野妙子，長谷川美幸，和田淑子：クッキーの圧縮破断特性．家政学雑誌；35（5）；307-314, 1984.

参考文献

・川端晶子：食品物性学　レオロジーとテクスチャー，建帛社，1989.

・松本博：粘弾性の測定法（1）小麦粉ドウの粘弾性の測定（その1）．調理科学；3（1）；38-44, 1970.

・松本博：粘弾性の測定法（2）小麦粉ドウの粘弾性の測定（その2）．調理科学；3（2）；100-105, 1970.

・山崎清子，島田キミエ，渋川祥子ほか：新版　調理と理論，同文書院，2003.

・中濱信子，大越ひろ，森高初惠：おいしさのレオロジー．アイ・ケイコーポレーション，2011.

・井上好文：〈改訂版〉パン入門，日本食料新聞社，2016.

・大喜多祥子：教材研究　シュー生地．日本調理科学会誌；30（4）；392-397, 1997.

第10章 ライフステージと食品物性

1. 個人にあわせた食品物性

(1) 年齢と口腔機能の変化

1) 高齢化する社会

どの国でも高齢化は進行しているが，わが国は高齢者人口の多さ，割合の高さ，進行の速さ，などの点で世界の中でも最先端と位置づけられている。世界保健機関（WHO）や国際連合では，65歳以上の高齢者人口の比率（高齢化率）が総人口の7％を超えると高齢化社会，14％を超えると高齢社会，21％を超えると超高齢社会と定義している。日本の高齢化率は1970年に7％，1994年に14％，2007年に21％を突破した。2007年をピークに人口は減少している中高齢者人口は上昇を続け，2018年には高齢化率が28％を超え，後期高齢者と区分される75歳以上の人口が65〜74歳よりも多くなった。2017年に日本老年学会・日本老年医学会の高齢者に関する定義検討ワーキンググループで75歳以上を高齢者の新たな定義とすることが提案され，近年は65歳以上を高齢者と区分することに否定的な意見が強まっている。

2) ライフステージと食べる機能の変化[1]

人の一生における，食べる能力の変遷を模式的に示す（図10-1）。食べる能力は，乳幼児期にさまざまな食品を経験し学習することで発達し，食品の性質に応じた食べ方を調節することが可能になる。維持期にあたる若年成人において，食べ慣れた食品では，一口に入れる量（一口量），咀嚼回数，速度などの

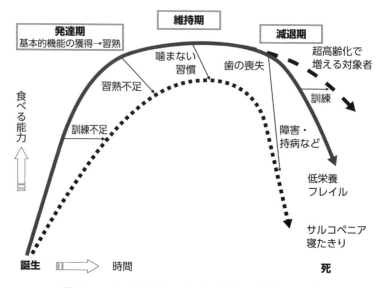

図10-1　ライフステージにおける食べる能力の変化
（神山かおる（シーエムシー出版編集部編）：高齢者用食品の開発と市場動向，シーエムシー出版，
p.40，2019.）

食べ方が決まる。高齢になり減退期に入ると，歯の喪失や筋力低下，あるいは持病等により能力が低下し，若いときに食べられた食品が食べられなくなる。咀嚼困難者は，食べられる食品に物性上の制約がある。こまかく切る，あるいは弱い力で噛み切れるように水分量を多くしてやわらかくする，などの食品加工は，摂食中に口腔内で行う加工を食べる前に代替して行っていることになる。

　さらに食べる能力が低下すると，咀嚼した食物を飲み込むために団子状にまとめた食塊を口の中でつくることや，それを嚥下することが難しい嚥下困難な状態となる。嚥下時に，飲食物が食道ではなく気道に侵入してしまうことを誤嚥という。これを放置すると肺炎になりやすく，誤嚥性肺炎は特に年齢の高い高齢者の死因上位にあがっている。

　テクスチャーは食べやすさと強い関係がある。小児と成人とでは，乳歯と永久歯という歯列の違いのほか，口腔内容積も異なる。小児の成長に伴う身体の大きさの変化，高齢者における摂食機能の低下等の生理的要因は，最適と感じ

るテクスチャーに個人差を生じさせる。これは好き嫌いの問題ではないため，個人に合ったテクスチャーを設計するべきである。

（2）性　　差

　小児と成人の差はあるものの，男女の歯の大きさ，口腔や舌の大きさの差は小さい。咀嚼に使われる筋力差もさほど大きくないが，舌圧には男女差があると報告されている。健常者において，最大咬合力や舌圧は，食品摂取に必要な筋力より十分に高く，摂食に影響するとは考えにくい。

　米飯を食べるときの一口量は個人差が大きく[2]，成人男性で21 g，女性で12 gと二倍近い差があり，パン，ソーセージ，リンゴにおける性差よりも大きかった[3]。これは，体格や口腔容積[4] の差をはるかに超えている。また，5歳および8歳の小児では，いずれの食品でも性差は認められなかった[3]。この男女差は食習慣によるのだろうが，日本人で主食の一口量が特に大きく異なるのは興味深く，体格以上の差は心理的なジェンダー差と思われる。テクスチャーの人試験を行う場合に男女を混合し一口量を固定すると，自然な挙動からは外れる可能性があるかもしれない。

（3）食べ方の影響

　筋電位測定などを用いて摂食中の人の食べ方を解析すると，個人で数倍程度の差がある。咀嚼リズムや唾液分泌，個人の食べ方により食品から得られる感覚は異なる。噛み方のパターンが違うため，同じ食品を食べていても感じられるテクスチャー（食感）が違うとされ，好まれる食品に差異が生じる。

　自然な一口量は，粘度の低い液体，ゾル，固体であれば硬いものほど小さい傾向にある。この順で一口量を取り込むときの仕事，あるいは咀嚼中に必要な仕事量が大きくなるので，人は食べやすいように一口量を自然に調節しているのであろう。一方，小児では一口量のばらつきが大きく[3]，テクスチャーに適した量の学習が必要なことを示唆している。

　同じ食品でも量により咀嚼挙動が異なり，一口量を5 gと10 gに設定して粥

の咀嚼量を測定したところ，一噛みあたりの咀嚼パラメータは有意な差がなく，一口量を 2 倍にすると咀嚼時間が約1.4倍に増加した[5]。これは物性の異なるゲル状食品についても共通[6]しており，一口量を増やした分ほどは咀嚼量は増加しない[6]。したがって，少量ずつ食べるとある一定量（例えば一食分等）の食品を食べるときの咀嚼仕事は大きくなる。咀嚼能力の低下した高齢者に小さく切った食品を少量ずつ食べさせることが多いが，もともと食欲のない人にはエネルギー摂取を難しくさせる。食品を細かく切ると，体積あたりの咀嚼量は減少するが，同一量あたりの咀嚼量は多くなるためである。反対にエネルギー摂取を控えたい場合には，少量ずつよく噛んで食べることは効果がありそうで，少量単位での食品提供や小さいスプーンの利用などが想定される。

　ストローで自由に液状食品を摂取させると，食べはじめには多かった一口量が減少した[7]。一口量が小さくなるような粘度や硬さの高い食品は，その一口量を食べる時間が長くなる。よく噛むと，満腹中枢が刺激され肥満の防止に効果があると報告されているが，テクスチャーをより多くの咀嚼が必要な高粘度や高硬度の方向に変えると，少量しか食べていないうちに満足感が得られる[8]。より多くの咀嚼を要するテクスチャーの食品を選んでよく噛むような食べ方を

表10-1 食品テクスチャーの嗜好性を決める食べ方

食べ方	CHEWER 噛む人	CRUNCHER 砕く人	SMOOSHER つぶす人	SUCKER 舐める・吸う人
好まれる食品の例	イチゴ グミ レーズン	リンゴ クッキー グラノーラ	バナナ クリーム オートミール	オレンジ ハードキャンデー 強い炭酸飲料
食べ方の特徴	歯でよく噛む 唾液と混ぜ，やわらかい食塊にして飲み込む	大きな音をたてて噛む 激しい咀嚼運動	歯で噛まず，舌と口蓋の間でつぶす 硬い食品は少量ずつ食べる	同左・歯でほとんど噛まない 吸う動作と噛む動作を交互に行う
摂食速度	速い	もっとも速い	遅い	遅い
米国での割合	43 %	33 %	16 %	8 %

（Jeltema, M., Beckley, J., Vahalik, M.: Model for understanding consumer textural food choice. Food Science & Nutrition; 3; 202-212, 2015. を日本語に訳，改変）

すれば，総摂取エネルギーが低くなることが示唆される[9]。

　近年，Jeltemaら[10]は，食品テクスチャーは個人の好みの食べ方，摂食方法により決まると述べている。アメリカ人500人を食べ方の癖により4群に分けた（表10-1）。それぞれの群で好まれる食品が異なり，一つの食品，例えばポテトチップスの好まれる銘柄が群ごとに違っていた。すべての消費者を対象とするのではなく，摂食挙動の似た一部の消費者向けに食品テクスチャーを設計することができる。例えばカレーの辛さの選択のように，テクスチャーの好みにより違う製品が選べるとよいと考える。

2．乳幼児期の食事

（1）乳 児 期

　乳児期とは，出生から生後1歳未満をいう。乳児期は第一発育急進期と呼ばれるように，人の一生の中でももっとも発育が著しい時期である。乳児期の前半は乳汁栄養といわれ，ほぼ母乳や人工乳などの乳汁で育つ。乳児期後半は離乳食が開始する。離乳とは，乳汁から幼児食に移行する過程をいい，そのときに与えられる食事を離乳食という。この間に子どもの摂食機能は，乳汁を吸うことから，食物を噛みつぶして飲み込むことへと発達する。摂取する食品の量や種類が徐々に増え，献立や調理形態も変化していく。また，摂食行動は自立へと向かっていく。表10-2に厚生労働省の授乳・離乳の支援ガイド「離乳食のすすめ方の目安」を示す（一部改変）。

1）離乳の開始

　離乳の開始とは，なめらかにすりつぶした状態の食物をはじめて与えたときをいう。この時期の発達状況の目安の一つに，哺乳反射の減弱（スプーンなどを口に入れても舌で押し出すことが少なくなる）がある。

2）離乳の進行

　離乳は，小児の発育および発達の状況に応じて進行する。この間に，食品の

表10-2 離乳食のすすめ方の目安

	離乳の開始　　　　　　　　　　　　　　　　　　　　　離乳の完了			
	以下に示す事項はあくまでも目安であり，子どもの食欲や成長・発達の状況に応じて調整する。			
	離乳初期 生後5〜6か月ころ	離乳中期 生後7〜8か月ころ	離乳後期 生後9〜11か月ころ	離乳完了期 生後12〜18か月ころ
調理形態	なめらかにすりつぶした状態	舌でつぶせる固さ	歯ぐきでつぶせる固さ	歯ぐきで噛める固さ
歯の萌出の目安		乳歯が生え始める。	1歳前後で前歯が8本生えそろう。	離乳完了期の後半に奥歯（第一乳臼歯）が生え始める。
摂食機能の目安	口を閉じて取り込みや飲み込みができるようになる。	舌と上あごでつぶしていくことができるようになる。	歯ぐきでつぶすことができるようになる。	歯を使うようになる。

(厚生労働省：授乳・離乳の支援ガイド，2019．一部改変)

量や種類，形態を調整しながら，食べる経験を通じて摂食機能を獲得する。

　離乳初期（生後5〜6か月ころ）の調理形態は「なめらかにすりつぶした状態」でヨーグルトやポタージュ程度の硬さが該当する。口唇を閉じて，捕食や嚥下ができるようになり，口に入ったものを舌で前から後ろへと送り込むことができる。

　離乳中期（生後7〜8か月ころ）は「舌でつぶせる固さ」のものを与える。食品に例えると，豆腐くらいの硬さである。舌，顎の動きは前後から上下運動

へ移行し，それに伴って口唇は左右対称に引かれるようになる。

　離乳後期（生後9〜11か月ころ）は「歯ぐきでつぶせる固さ」のものを与える。食べ方は，舌で食べ物を歯ぐきの上に乗せられるようになるため，歯や歯ぐきでつぶすことができる。口唇は左右非対称の動きとなり，噛んでいる方向によっていく動きがみられる。

3）離乳の完了

　離乳の完了とは，形のある食べ物を噛みつぶすことができるようになり，エネルギーや栄養素の大部分が母乳または育児用ミルク以外の食べ物から摂取できるようになった状態をいう。その時期は生後12〜18か月ころであり，「歯ぐきでかめる固さ」のものを与え，固さの目安としては肉団子程度である。

　以上のように，離乳期には調理形態（食べ物の固さ，やわらかさ）が重要となる。これらに関する具体的な物性値は示されていないが，今後「えん下困難者用食品」のような基準が表示されると物性値の把握にはよいかもしれない。離乳食は，小児の咀嚼力に沿った与え方が大切である。咀嚼機能の発達の目安に沿って，各時期に適した食事支援を行う。

（2）幼 児 期

　幼児期とは，満1歳から小学校就学に至るまでの時期をさす。乳児期の一年間は人の人生の中でもっとも成長が著しい時期であり，幼児期はそれと比べて成長速度は緩やかになるが，身長，体重ともに増加する時期である。成長発達過程の違いにより，1〜2歳を幼児期前半，3〜5歳を幼児期後半として区分されている。

1）生歯

　乳歯の萌出の順番や時期は個人差が大きいが，20本生えそろうのは2歳半前後である。図10-2に示すように，永久歯28本は12歳前後に生えそろう。20歯が生えそろうと乳歯列が完成し，上下顎が安定した咬合関係が得られる。

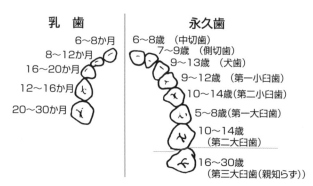

図10-2　乳歯・永久歯の形成と萌出

2）咀嚼機能

　幼児期前半には，基本的な摂食機能はすでに獲得されており，自分の口に合った一口量を把握していく。離乳期では，調理形態はやわらかさに重点がおかれていたが，幼児期ではよく噛むことを覚えさせたい。4～5歳ころまでには，成人と同様の固さや大きさの食物が処理できるようになるが，無理をして固いものを食べさせると，噛まずに丸のみをしたり，牛乳や水で流し込むような食べ方につながることもあるので，注意が必要である。小児の摂食機能に合わせることが大切である。

　噛みごたえのある食品は，食物繊維の多い野菜や，海藻，きのこなど，筋線維の硬い肉類などである。また，水分の少ない食品であるドライフルーツや乾物は噛みごたえ度が大きくなる。同じ食品でも，切り方や加熱方法により噛みごたえ度が異なる。柳沢による「かみごたえ早見表」[11] も参考になる。

3）誤嚥・窒息になりやすい食べ物

　乳幼児では食物の誤嚥による窒息事故が多く，ブドウやパンによる死亡事故は最近も耳にした事例である。表10-3に誤嚥・窒息につながりやすい食材をまとめた。そのほかに，窒息事故の原因になりやすい食べ物としてピーナッツや大豆があるが，これらは気道に入りやすい大きさ，形状，硬さをもっているので，臼歯がなく食べ物を噛んですりつぶすことができない乳幼児には与えない。

表10-3　誤嚥・窒息につながりやすい食べ物の形状や性質

弾力があるもの	⟶	こんにゃく，きのこ，練り製品　など
なめらかなもの	⟶	熟れた柿やメロン，豆類　など
球形のもの	⟶	プチトマト，乾いた豆類　など
粘着性が高いもの	⟶	餅，白玉団子，ごはん　など
固いもの	⟶	かたまり肉，えび，いか　など
唾液を吸うもの	⟶	パン，ゆで卵，さつま芋　など
口の中でばらばらになりやすいもの	⟶	ブロッコリー，ひき肉　など

（内閣府：教育・保育施設等における事故防止及び事故発生時の対応のためのガイドライン【事故防止のための取組み】～施設・事業者向け～，p.20，2016.）

表10-4　市販菓子のう蝕誘発能による分類

う蝕誘発能	A (特に低い)	せんべい，クラッカー，スナック菓子，ピーナッツ
	B (低い)	バニラアイスクリーム，甘栗，砂糖無使用のビスケット
	C (やや高い)	かりん糖，栗おこし，レーズンサンド，ウエハース，コーンフロスト
		マドレーヌ，フルーツケーキなどのスポンジケーキ
	D (高い)	ビスケット，クッキー，プレッツェル
		チョコレート，金平糖，和菓子，カステラ，ビスケット加工品
	E (特に高い)	ドロップ，ヌガー，ガム，トフィー，キャラメル

（松久保隆：指導者用テキスト「乳幼児の栄養と食生活」，全国保健センター連合会，p.142，1997.）

4）う蝕（むし歯）誘発能

　幼児にとって間食は，食事の一部と考えるほど重要であり，エネルギーや栄養素，水分の補給を行う。むし歯の発生を予防するには，う蝕誘発能の低い食品を与えるのがよい。表10-4に，市販菓子のう蝕誘発能による分類を示す。う蝕誘発能が高い菓子は，砂糖含有量が多く，歯表面への粘着性が高く，口腔に停滞する時間が長いものである。ドロップ，ヌガー，キャラメルなどが該当する。一方，う蝕誘発能が低い食品は，せんべいやクラッカーである。摂食機

能を健康に発達させるためには，口腔ケアが大切であり，乳歯からのむし歯予防が肝要である。

3. 高齢期の食事

（1）フレイル予防

　1957年から数年おきに実施されてきた歯科疾患実態調査でも示されてきたが，日本では高齢者の歯の状態は必ずしもよくなかった。よい義歯を用いても噛む能力は自分の歯の半分以下と知られていて，自分の歯が残っていることは，多様な食品を食べるために必須である。第三大臼歯（親知らず）を除く永久歯は28本，そのうち自分の歯が20本あればほぼ何でも噛めることから，80歳で自分の歯が20本以上あることを目標とした8020（ハチマルニイマル）運動が1989年から推進された。調査ごとに高齢者の歯の状態はよくなり，2016年の調査結果では，8020達成者がついに半数を超えた。

　食品を噛み砕くときに必要な圧力は，やわらかい食品で100 kPa台，硬い食品でもその数倍である[12]。これは若年健常者の最大咬合圧のせいぜい20％程度[12]である。天然歯列をもつ高齢者の最大咬合圧は若年者とそれほど変わらないと知られ，咬合圧が1/3に下がった義歯装着者も，多様な食品が食べられる。

　舌と硬口蓋の間で押しつぶして食べるときの舌圧は，歯で噛む場合の一桁下の10 kPa台である[1, 13]。舌圧は，年齢が高くなると低下する傾向にあり，フレイルの者は20 kPa前後[13]と，物性を制御した介護食品が必要になってくる。なお，舌の筋トレで舌圧を上げられると報告されている。高齢者が訓練すれば食べる能力の低下を抑え，さらには低栄養やフレイルを予防でき，健康寿命が延びると期待されている（p.194，図10-1破線）[1]。

　食べる能力を表すのに「よく噛める」というが，これは受動的に捉えた考え方である。食べることは，毎日行われる能動的な行為であり，「よく噛む」ことで，特に高齢者においては食べる能力の維持・向上が期待できる。行き過ぎ

た加工をした食品は，何を食べているのかわからないような均一な外観をしている。このみかけがおいしさを損ねているばかりではなく，おいしさの二大因子として知られるテクスチャーとフレーバーも均一化している[1]。均一に加工されたペースト状の介護食品は，咀嚼して一噛みごとに違った食品の性質が現れず，たとえ普通食と栄養価が変わらなくてもおいしく感じられない。楽に食べられる食事は，咀嚼するときによく舌や歯を動かすこと，それによって食品のもつ種々の性質を五感を駆使して知覚することを省くため，運動および認知能力を早く低下させるかもしれない[1]。

（2）介 護 食

　一口大の固形食品を小さくきざむと，みかけの体積が増える[14]。きざんだ食品を食べるときには一口の重量が減るが，それを一塊の場合と同じと錯覚するため，食べやすいと感じると考えられる[15]。しかし，一定の栄養を摂取するためには一定重量が必要で，それを食べる時間や咀嚼の量は増える。肥満対策には効果的でも，咀嚼困難者の低栄養を防ぐためには好ましくない。

　同じことが粥やテクスチャーをやわらかく調整した場合にもいえる。一般に水分量が高く，さらに増粘剤（とろみ剤）を添加する場合もあるため，重量あたりの栄養価は低い。常食と比較して，一口あたりは食べやすくても，必要な栄養素を摂取するのは困難になる[1]。

　咀嚼や嚥下が困難になった者の食べるときの加工を，食べる前に産業的に実施し販売されているものが介護食品である[1]。嚥下直前の食塊に近いペースト状に食品を加工することは容易だが，外観，味，テクスチャーが均一で，自分で咀嚼し味わうことを妨げる[1]。おいしさを損なわずに介護食品をつくるには工夫が必要である。

（3）嚥下困難者のための食品物性

1）えん下困難者用食品

　古くから流動食はあったが，物性を制御した介護食品が工業的に生産されは
じめたのは，20世紀の終わりころからである。厚生省（当時）が1994年に世界
で初めて物性基準を定めた高齢者用食品には，「咀しゃく困難者用食品」と
「咀しゃく・えん下困難者用食品」の２区分があった。2009年の改訂で，「咀
しゃく困難者用食品」の基準が廃止され，「えん下困難者用食品」の基準のみ
が残り[16]，現在は消費者庁が管轄している（表10-5）。

　嚥下困難者用の食品は，重力で形が崩れ流れてしまうほどやわらかいため，
容器に入れて物性を測定せざるを得ない。「えん下困難者用食品」の基準値も，
決められた大きさの容器に食品を詰めて，機械で二回圧縮して求める。

　この方法で測定した「凝集性」（以下，「えん下困難者用食品の基準」で測定した
値については，一般的な固体食品の物性測定における意味と異なるため「　」をつけ
て記す）の解釈である[1]。とろみ剤として多用されているキサンタンガムの水
溶液をモデルとして，消費者庁の「えん下困難者用食品」の基準に従い測定し
た。とろみ剤の濃度が高くなるほど，「硬さ」と「付着性」の値が増加するの
は容易に理解できるが，まとまりやすくするために加えたとろみ剤の濃度が高
いほど「凝集性」が減少するのは，一般の感覚と反対である。とろみ剤をまっ
たく加えない水の「凝集性」の値はもっとも高い１になる[17]。これは，水の粘
度が低く，容器の中で一回目から二回目の圧縮までの時間に流れて完全に元に
戻るからで，液体を測定しているから起きる現象である。この「凝集性」は，
まとまりやすさとは反対の意味の流れやすさの度合いを示しており，流動性と
呼ぶべきである[1]。

2）ユニバーサルデザインフード

　食品産業界で市販介護食品の規格基準の必要性が認識され，日本缶詰協会
（現公益社団法人日本缶詰びん詰レトルト食品協会）内に2002年，日本介護食品協
議会が設立された[18]。本協議会加盟の企業は，2003年より「ユニバーサルデザ

表10-5　えん下困難者用食品許可基準

	許可基準Ⅰ	許可基準Ⅱ	許可基準Ⅲ
硬　さ（N/m^2）	$2.5 \times 10^3 \sim 1 \times 10^4$	$1 \times 10^3 \sim 1.5 \times 10^4$	$3 \times 10^2 \sim 2 \times 10^4$
付着性（J/m^3）	4×10^2以下	1×10^3以下	1.5×10^3以下
凝集性	$0.2 \sim 0.6$	$0.2 \sim 0.9$	—
参　　考	均質なもの	均質なもの 許可基準Ⅰを満たすものを除く	不均質なものも含む 許可基準ⅠまたはⅡを満たすものを除く

（消費者庁次長通知：特別用途食品の表示許可等について，令和元年9月9日消食表第296号，最終改正：令和4年4月1日消食表第120号より抜粋）

表10-6　ユニバーサルデザインフード区分表

区　分	ユニバーサルデザインフード　容易にかめる	ユニバーサルデザインフード　歯ぐきでつぶせる	ユニバーサルデザインフード　舌でつぶせる	ユニバーサルデザインフード　かまなくてよい
かむ力の目安	かたいものや大きいものはやや食べづらい	かたいものや大きいものは食べづらい	細かくてやわらかければ食べられる	固形物は小さくても食べづらい
飲み込む力の目安	普通に飲み込める	ものによっては飲み込みづらいことがある	水やお茶が飲み込みづらいことがある	水やお茶が飲み込みづらい
かたさの目安 ※食品のメニュー例で商品名ではありません。　ごはん	ごはん〜やわらかごはん	やわらかごはん〜全がゆ	全がゆ	ペーストがゆ
調理例（ごはん）				
たまご	厚焼き卵	だし巻き卵	スクランブルエッグ	やわらかい茶わん蒸し（具なし）
調理例（たまご）				
肉じゃが	やわらか肉じゃが	具材小さめやわらか肉じゃが	具材小さめさらにやわらか肉じゃが	ペースト肉じゃが
調理例（肉じゃが）				
物性規格　かたさ上限値 N/㎡	5×10^5	5×10^4	ゾル：1×10^4 ゲル：2×10^4	ゾル：3×10^3 ゲル：5×10^3
粘度下限値 mPa·s			ゾル：1500	ゾル：1500

※「ゾル」とは，液体，もしくは固形物が液体中に分散しており，流動性を有する状態をいう。
　「ゲル」とは，ゾルが流動性を失いゼリー状に固まった状態をいう。

（日本介護食品協議会提供）

表10-7　嚥下調整食分類2021（学会分類）

学会分類名 と コード	必要な咀嚼能力	他の分類との対応
嚥下訓練食品 0j	若干の送り込み能力	嚥下食ピラミッドL0 えん下困難者用食品許可基準Ⅰ
嚥下訓練食品 0t		嚥下食ピラミッドL3の一部（とろみ水）
嚥下調整食 1j	若干の食塊保持と送り込み能力	嚥下食ピラミッドL1・L2 えん下困難者用食品許可基準Ⅱ UDF区分 かまなくてよい（ゼリー状）
嚥下調整食 2-1	下顎と舌の運動による食塊形成能力および食塊保持能力	嚥下食ピラミッドL3 えん下困難者用食品許可基準Ⅲ UDF区分 かまなくてよい
嚥下調整食 2-2		
嚥下調整食 3	舌と口蓋間の押しつぶし能力以上	嚥下食ピラミッドL4 UDF区分 舌でつぶせる
嚥下調整食 4	上下の歯槽提間の押しつぶし能力以上	嚥下食ピラミッドL4 UDF区分 舌でつぶせる および歯ぐきでつぶせる および 容易にかめるの一部

（日本摂食嚥下リハビリテーション学会嚥下調整食委員会：日本摂食嚥下リハビリテーション学会嚥下調整食分類2021. 日本摂食嚥下リハビリテーション学会雑誌；25（2）；139，2021.を抜粋改変）

インフード」（UDF）を販売している。UDFのロゴマークのついた介護食品は，「容易にかめる」，「歯ぐきでつぶせる」，「舌でつぶせる」，「かまなくてよい」の4区分と「とろみ調整食品」があり，物性の自主規格[18]がある（表10-6）。当初36社だった加盟企業は2022年6月現在では90社に増え，生産量は毎年10％を超え1500種を超える商品が登録されている。

3）嚥下調整食分類（学会分類）

医療現場では，病院や施設，在宅と，咀嚼や嚥下機能に問題のある患者が移動しても，食事は継続されなくてはならないとの認識があった。そこで，日本摂食嚥下リハビリテーション学会は「嚥下調整食分類2013（学会分類）」を提案し，2021年に改定した（表10-7）[19]。まったく嚥下ができない重度の嚥下障害

表10-8　スマイルケア食の種類

マーク	格付け	対象者	制　度	アイテム数*
青	1	噛むこと・飲み込むことに問題はないが，健康維持上栄養補給を必要とする者	自己適合宣言で1）か2）のいずれかを公表 1）エネルギー 　100kcal/100g または 　/100mL以上 2）たんぱく質含有量 　8.1g/100g以上， 　4.1g/100mL以上， 　4.1g/100kcal以上のいずれか	55企業，227品 増加している
黄	4 （5，4，3，2）	噛むことに問題がある者	日本農林規格（JAS）制度	1企業，6品 （区分4と3）
赤	3 （2，1，0）	飲み込むことに問題がある者	特別用途食品の表示許可制度 （えん下困難者用食品）	1企業，14品 （区分0）

＊2022年3月25日現在

（神山かおる：高齢者用食品の現状とその物性評価，「高齢者用食品の開発と市場動向」，シーエムシー出版，p.43，2019.を更新）

者の用いる0jから4までのコードを用い，嚥下困難者向けの食事形態を分類し，えん下困難者用食品許可基準および聖隷三方ヶ原病院で提供されていた介護食で金谷らが広めた嚥下食ピラミッドとの対応関係も示されている[19]。

4）スマイルケア食

　以上のような物性を改変した介護食品は，物理的には食べやすくなっている。しかし，おいしくなければ食欲が出ず，十分な量を食べることが困難で，高齢者の低栄養を解決することはできない。そこで農林水産省は2012年度から新しい介護食品の検討をはじめ，2015年からスマイルケア食の普及・推進に取り組んでいる。表10-8に示すように，嚥下困難者向けの「赤」マーク，咀嚼困難者向けの「黄」マーク，さらに咀嚼嚥下機能には問題がないが低栄養が心配な人向けの食品に「青」マークをつけている[1]。食べる機能に問題がない対象者向

けを含み，おいしさ，外観，食べる楽しみや入手しやすさまで配慮するところがほかの基準よりも広い。スマイルケア食の海外，特に食習慣の近いアジア諸国の富裕層をターゲットとして展開しようという取り組みもはじまっている[1]。

（4）食のユニバーサルデザイン[1]

　高齢者の食品ニーズは若年者と異なるが，加齢に伴う身体や精神，生理的状況の変化によるだけでなく，食習慣や嗜好の面によっても影響される。長い経験により形成された習慣や嗜好は，容易には変わらず，栄養性，機能性，利便性などが優れた新食品が開発されても，毎日食べるものだからこそ保守的，伝統的になりがちである。

　日常的な食品に対するニーズ把握は，平均寿命および健康寿命の延び，少子高齢化に伴って，高齢者の独居や高齢者夫婦の世帯が増えていることで難しくなってきている。特に自立した高齢者のニーズを抽出することは，困難である。乳幼児向けのいわゆるベビーフードや食品と，高齢者向けの食品は，どれも食品の開発，生産，流通販売にかかわる生産年齢層と喫食者の食べる能力や感性が異なるため必要な食品が違うという点は共通する。しかし，小児では食事を提供する家族がおり好き嫌いまで把握しているのに対し，多くの自立高齢者には他者がいない点が大きく異なる。食品の入手を自分で行う高齢者が，新商品の情報を得られなかったり，大型店での販売では商品をみつけづらかったり，行きつけの近所の小売店では扱われていないものが欲しかったりする問題がある。販売手段の見直しとして食料品の宅配など，生鮮品中心から下ごしらえが済んだ加工食品や調理済みの高齢者向け食品，買い物や調理などの家事代行や給食サービスのニーズが出てきている。高齢者については年齢区分よりも身体や生活実態によって区分したほうが適切なのかもしれない。食品は生きるために必須だからこそ，選択の余地がなくても我慢して消費している場合が少なくないと考える。

　ユニバーサルデザインは共用品，一つのものを多人数で使う場合に有効な考え方で，生活弱者が使いやすいレベルに合わせれば，すべての人が使いやすい

ものが設計できる。流通販売方法，情報伝達方法，食品包装などには，一般的なユニバーサルデザイン，アクセシブルデザインの考えが成立する。一方，人の口に入るものは個人的で共用されることがなく，食品は，いつでも，どこでも，誰にでも共通に使われる共用品の正反対にあり，それを食べる者一人が消費者である。

　したがって食のユニバーサル化は，アクセスしやすさや，表示のわかりやすさ，パッケージの開封しやすさ，また選択肢が同程度に担保されているということで，食品の中身ではない。例えば，もっとも食べやすい流動食は誰でも食べられるだろうが，共用品として消費者全員に受け入れられるものではない。スマートフォンを使った通信販売や栄養管理は，若年者には大いに便利かもしれないが，少なくとも現時点では高齢者が使いこなせないことも考慮する必要がある。

引用文献

1）神山かおる：高齢者用食品の現状とその物性評価．シーエムシー出版編集部
編：高齢者用食品の開発と市場動向，シーエムシー出版，pp.38-46，2019.

2）神山かおる：筋電図による良食味の水稲品種から調製した米飯の自然な咀嚼挙
動の解析．日本咀嚼学会雑誌; 29(1); 17-22, 2019.

3）Yagi, K., Matsuyama, J., Mitomi, T. et al.: Changes in the mouthful weights of
familiar foods with age of five years, eight years and adults. Pediatric Dental
Journal; 16(1); 17-22, 2006.

4）Xue, S.A., Hao, J.G.: Normative standards for vocal tract dimensions by race as
measured by acoustic pharyngometry. Journal of Voice; 20(3); 391-400, 2006.

5）中山裕子，神山かおる：かたさの異なる米飯の咀嚼筋筋電図．日本咀嚼学会雑誌;
14(2); 43-49, 2004.

6）Kohyama, K., Hayakawa, F., Gao, Z. et al.: Mouthful size effects on mastication
effort of various hydrocolloid gels used as food models. Food Science and
Technology Research; 20(6); 1121-1130, 2014.

7）Zijlstra, N., de Wijk, R. on satiation., Mars, M. et al.: Effect of bite size and oral
processing time of a semisolid food. American Journal of Clinical Nutrition;
90(2); 269-275, 2009.

8）Mars, M. Hogenkam, P. S., Gissessm A, M. et al.: Effect of viscosity on learned
satiation. Physiology & Behavior; 98; 60-66, 2009.

9）Bolhuis, D. P., Forde, C. G.: Application of food texture to moderate oral processing
behaviors and energy intake. Trends in Food Science & Technology; 106; 445-456,
2020.

10）Jeltema, M., Beckley, J., Vahalik, M.: Model for understanding consumer textural
food choice. Food Science and Nutrition; 3; 202-212, 2015.

11）柳沢幸江：育てようかむ力，少年写真新聞社，41，2006.

12）神山かおる：食品の種類によって噛む力はどの程度変わるのですか？咀嚼の本
―噛んで食べることの大切さ―，口腔保健協会，pp.122-123，2006.

13）水口俊介，津賀一弘，池邉一典，ほか：高齢期における口腔機能低下―学会見
解論文 2016年度版―．老年歯学; 31; 81-99, 2016.

14) Kohyama, K., Nakayama, Y., Yamaguchi, I. et al.: Mastication efforts on block and finely cut foods studied by electromyography. Food Quality and Preference; 18 (2); 313-320, 2007.

15) Wada, Y., Tsuzuki, D., Kobayashi, N. et al.: Visual illusion in mass estimation of cut food. Appetite; 49(1); 183-190, 2007.

16) 厚生労働省医薬食品局：特別用途食品の表示許可等について（食安発第0212001号），2009.

17) Nishinari, K., Kohyama, K., Kumagai, H. et al.: Parameters of texture profile analysis. Food Science and Technology Research, 19, 519-521, 2013.

18) 日本介護食品協議会：ユニバーサルデザインフード自主規格第2版，日本介護食品協議会，2011.

19) 日本摂食嚥下リハビリテーション学会嚥下調整食委員会：日本摂食嚥下リハビリテーション学会雑誌; 25(2); 135-149, 2021.

参考文献

・内閣府：高齢社会白書（各年版）.
・西成勝好，大越ひろ，神山かおるほか編：食感創造ハンドブック，サイエンスフォーラム，2005.
・日本咀嚼学会編：咀嚼の本―噛んで食べることの大切さ―，日本咀嚼学会編，口腔保健協会，2006.
・日本咀嚼学会編：咀嚼の本2―ライフステージから考える咀嚼・栄養・健康―，口腔保健協会，2017.
・高齢者用食品の開発と市場動向，シーエムシー出版，2019.
・厚生労働省：授乳・離乳の支援ガイド（2019年改定版）.
　https://www.mhlw.go.jp/content/11908000/000496257.pdf
・向井美惠編著：乳幼児の摂食指導　お母さんの疑問に答える，医歯薬出版，2018.
・母子衛生研究会編：授乳・離乳の支援ガイド（2019年改定版）実践の手引き，母子衛生研究会，2020.
・稲山貴代，小林三智子編著：ライフステージ栄養学，建帛社，2020.
・五関正江，小林三智子編著：四訂応用栄養学実習―ケーススタディで学ぶ栄養マネジメント―，建帛社，2020.
・厚生労働省：平成27年度乳幼児栄養調査.

・内閣府：教育・保育施設等における事故防止及び事故発生時の対応のためのガイドライン　【事故防止のための取組み】〜施設・事業者向け〜，2016.
https://www8.cao.go.jp/shoushi/shinseido/meeting/kyouiku_hoiku/pdf/guideline1.pdf

終 章 これからの食品の物性

1. 海外の動向

　食品テクスチャーの研究は，2000年に対する2020年の年間論文数は十倍を超え，食に関する他分野と比べてもきわめて大きな伸びを示している。第3章で取りあげた摂食中の食品を扱うOral Processingも新しい分野である。

　食品物性は図3-8（p.59）で示したように，原料生産，一次加工，二次加工，家庭での調理，摂食による口腔内加工，嚥下，消化・吸収に至るまで，大きく変化する[1]。特に，農産物原料から食べられる状態になるまでの加工は，栄養成分をできるだけ維持し，化学成分の変化を抑え，物理的な性質を変えていく工程と捉えられる。比較的国土が狭い島国で，人口密度が高く，高齢者割合が高い日本に対し，主要な食料の生産・輸出国では，大量生産・流通のために，スケール感が異なる食品物性変換が行われ，長期保存可能な加工食品を多用している。

　近年，食分野の新しい技術，ビジネスとして「フードテック」という用語が使われるようになった[2]。世界的にみても，ゲノム編集技術による農産物の新品種開発，宇宙食，植物由来の代替肉，昆虫食，人工知能（AI）の利用などは，注目度の高い技術である。

　世界の中でも気候や地形に恵まれ，食素材の種類が豊富な日本は，多様なテクスチャーをもつ食品を好み，それを表現する用語も多い。2013年「和食；日本人の伝統的な食文化」がユネスコ無形文化遺産に登録されるなど，世界で和食のよさが知られている[3]。その中には，自然の尊重，食材のもち味を生かした栄養バランスのよい食事，美しい盛りつけ，なども含まれている[3]。和食の

よさを海外へアピールするとともに，国内での食育も進んでいる。

　国内の食料全体の供給に対する国内生産の割合を食料自給率という。日本では，自給できる米の消費が減り，飼料や原料を海外から輸入する畜産物や油脂類の消費量が増えてきたことから，自給率が徐々に低下している。農林水産省によると，2021年度の食料自給率は，熱量で換算するカロリーベースで38%，金額で換算する生産額ベースでは63%と，諸外国の中でも最低レベルである。食品の輸入に多くのエネルギーを消費している点にも注意が必要である。

　2015年，国連は「持続可能な開発のための2030アジェンダ」を採択し，17の持続可能な開発目標（Sustainable Development Goals, SDGs）と169のターゲットに向けて2030年までの取り組みを決めた[4]。この中には，「飢餓をゼロに」をはじめ，食品に深く関与する項目が多く含まれている。

　持続可能で地球環境に配慮した持続可能な地球環境を考慮し，世界中の人々が，人口増加の中で限られる生産量の水や食料を無駄なく利用する必要がある。2010年において，世界で13億トンものフードロスがあったと報告されているが，生産・加工流通中に腐敗して廃棄される食料のほかに，先進国では消費段階での廃棄も多い[5]。規格外農産物の流通，賞味期限，食べ切れる量の提供など，見直すべき点が多くある。廃棄されている材料を用いて食品を生産する革新的な技術開発が進んでいるが，消費されない食品によるフードロスの再生産とならないための工夫が必要である。

2．新規な加工品

　食品加工技術として，古くからある，加熱調理，発酵，乾燥，100年以上の歴史をもつ缶詰などに加え，前世紀の食品物性の研究は，冷凍食品，カップ麺，電子レンジ調理など，新しい食品を次々に生み出してきた。海外から導入された食品や料理も数知れない。コンビニエンスストアなどの流通業界の進歩も相まって，個人単位の少量でも，好きなときにおいしく食べられる便利な食品が増加した。一方で，高度に加工された食品（Ultra-processed foods）は，嗜好性

がきわめて高いものの，食塩，糖質，脂質が高く，健康に悪影響を及ぼすと懸念されている[6]。

　画像や音声の再現技術が進み，特に今世紀に入ってはスマートフォンの普及により，食に限らず，望む場所と時間に個別に必要な情報を得ること，自ら発信することも可能となった。リアルな体験ではなく疑似体験させるバーチャルリアリティの研究も進んでいるものの，食べているときの触覚・味覚・嗅覚の再現はまだ成功していない。

　加熱調理が一般的ではなかった先祖，伝統的なローカル食しかなかった時代と比べても，現代人が食事を用意し，食べる時間は数分の一以下に減少している。一方で，一世代にあたる30年ほどでは，食品を食べる人間の生理的なしくみが変わらないため，便利な食品供給システムは，肥満や生活習慣病につながる悪い食習慣をもたらしてしまった。さらに加工の程度が進み，すべての食品が流動食や錠剤のような形態になると，生存はできても食品としてはおいしくはないだろう。好例が宇宙食で，初期にはチューブに入った形態だったが，現在では制約のある中でも一般の食事に近づける工夫がされている。今後，新しい食品が生み出されても，その物性が現在の食品と大きく変わることはないと予想する。

　新規な食品加工技術のうち，物性に特色のあるものをいくつか紹介する。分子調理は，前世紀終盤に欧州から広まったが，過去に料理に使われていなかった科学実験室で使うような器具や技術を用いた料理法である[7]。代表的なものに，泡調理器エスプーマを用いた，泡沫という物理状態，ふんわりしたテクスチャーといった新規な料理がある。そのほかに，ハイドロコロイドを利用したゲル化や乳化分散，液体窒素による凍結なども物性を大きく変化させる。

　凍結含浸法による酵素処理は，長時間の加熱の代わりに酵素で素材を軟化させることができる。プリンのような硬さのタケノコなど，みかけは常食とほとんど同じにみえるが，スプーンで容易につぶせるやわらかさにできる。常食と変わらない介護食の加工法として注目され実用化されている。おいしさに及ぼす外観の重要性を再認識させた。

　3Dプリンタは，近年，工業的に利用されているが，これで食品素材を印刷した3Dプリント食品の開発が進んでいる。同じ材料を用いて異なる構造をつくることができ，天然の食品にはないきわめて複雑な構造まで造形できる特徴がある。菓子やパスタなど，一部に実用化された食品もあるが，まだ興味本位のものが多く，3Dプリント食の長所が十分に生かされたものはない。将来の可能性として，個別にサイズや成分を変えたパーソナライズフードの自宅での加工，宇宙ステーションでの食品調理など，夢が膨らむ。

3．持続可能な食品

　未利用資源の有効利用は，古くから考えられてきた。我が国では，1970年代に世界の先端で南極近海のオキアミを利用する研究もはじまったが，大規模に実用化されることはなかった。最近，地球環境に配慮した食料生産やフードロスの抑制などが見直されてきている。

　家畜から肉を生産するには，多くの農産物が必要なため，植物性食品を食べた方がエネルギー効率はよい。日本では古くから宗教的な需要で精進料理として馴染みがあるが，食肉を大量に消費する国々では近年になって，大豆などの植物性タンパク質で肉の代替加工品を製造する技術が進んできた。宗教ではなく環境配慮の理由による菜食主義者，ベジタリアンやビーガンも増えている。一方で，動物性の人工肉の開発も進んでいる。現在の技術で，培養肉（cultured meat）で，みかけや成分がほぼ本物の肉に近いものがつくられるようになった。もっとも，現在のところコストはまったくあわず，実用レベルとはいえない。

　限りあるタンパク質源として，動物や魚よりも昆虫が有望とされ，実際にコオロギの粉末は実用化されている。廃棄されている農産物を飼料として昆虫を育て，成虫を人間の食用とする計画も進んでいる。これら新しい食材でつくられた食品は，伝統的な食品と材料が異なっても物性が類似しているのが特徴である。食べる側の人間が大きく変わらない以上，いくら情報が提供されても，物性がまったく新規な食品を習慣的に食べることは困難と考える。

　物性の特徴による食品の分類もまた，古くから行われてきた[8]。本書でも，ゾル状，ゲル状，エマルション，多孔質などの分類で食品を扱ってきた。食品を官能評価や機器測定値の特徴で分類することができる。固形状食品の一噛み目の咀嚼力曲線のパターンでも，一山を示す多孔質構造をもつパンやもち，なめらかな二山を示すゲル状食品のチーズや羊羹，鋭い二山を示す多水分のクリスピー（wet-crisp）な食品である生ニンジンや漬物，多数のピークを示す低水分のクリスピー（dry-crisp）な食品であるピーナッツやせんべいなどに分けられる。この咀嚼パターンには，咀嚼力や咀嚼時間の個人差はあっても食品物性の共通性がある。二噛み目以降は，一噛み目での破壊の度合いや唾液分泌量に個人差があるため，類似性が低くなるのは，一般の生理計測値にみられるのと同じである。食品は共用しにくく，一律の食品を供給しても，食習慣や文化にあわず，食べられずに廃棄される場合が少なくない[5]。

　おいしさの要素として，食品物性とテクスチャーはきわめて重要なことはいうまでもない。しかし，同じ食品を食べていても，感じるおいしさは食べる人によって異なる。文化背景や年齢だけでなく，例えば，噛む力や口腔容積，唾液分泌量が異なる場合，最適食品は変わるはずである[5]。さらに，個人の健康・栄養状態や嗜好，食欲や食べる能力にあわせた食をデザインしたパーソナライズフードを，適量提供することによって，グローバルにみたフードロスも減らせるはずである。先進国での個人単位での健康増進，ともすれば，発展途上国に多い，国・地域を単位としての飢餓状態の改善，どちらもよい方向に進められるであろう。このような食が提供できる環境整備が望まれる。

引用文献

1）Kohyama, K.: Food texture - Sensory evaluation and instrumental measurement. Textural Characteristics of World Foods, Nishinari, K. ed., Wiley-Blackwell, pp.1-13, 2020.

2）早瀬健彦：フードテックをめぐる動向．フードテックの最新動向，シーエムシー出版，pp.3-11, 2021.

3）農林水産省：食文化のポータルサイト．
https://www.maff.go.jp/j/keikaku/syokubunka/index.html

4）国際連合広報センター：持続可能な開発目標，2015.
https://www.unic.or.jp/activities/economic_social_development/sustainable_development/2030agenda/

5）神山かおる：食感と健康な食生活—高齢者食の新しい物性評価法—．食品と容器; 62（4）; 210-215, 2021.

6）Gibney, M. J., Forde, C. G., Mullally, D. et al.: Ultra-processed foods in human health: a critical appraisal. American Journal of Clinical Nutrition; 106（3）; 717-724, 2017.

7）石川伸一：「未来の料理」はどうなるか—料理の進化論—．「食べること」の進化史　培養肉・昆虫食・3Dフードプリンタ，光文社，pp.44-101, 2019.

8）神山かおる（川端晶子編）：テクスチャー研究の今後の展望と課題．食品とテクスチャー，光琳，pp.165-184, 2003.

物性に関係のある単位

国際単位系（SI：Le Système International d'Unités）が定められているが，実用上の観点からSI単位と併用してよい非SI単位もある。次に，本書で用いた食品物性に関係のあるSI単位の記号と名称を示す。

【量】	【単位記号】	【単位の名称】
長　さ	m	メートル
時　間	s	秒
質　量	kg	キログラム
物質量	mol	モル
熱力学温度，絶対温度	K	ケルビン
温度差	℃	摂氏温度，セルシウス度
面　積	m^2	平方メートル
体　積	m^3	立方メートル
角　度	rad	ラジアン
角周波数，角速度，角振動数	rad/s	ラジアン毎秒
周波数，振動数	Hz（s^{-1}）	ヘルツ（毎秒に等しい）
密　度	kg/m^3	キログラム毎立方メートル
力	N（$kg・m・s^{-2}$）	ニュートン（キログラムメートル毎秒毎秒に等しい）
圧力，応力	Pa（N/m^2）	パスカル（ニュートン毎平方メートルに等しい）
粘　度	Pa・s	パスカル秒
動粘度	m^2/s	平方メートル毎秒
仕事，エネルギー	J（N・m）（$kg・m^2・s^{-2}$）	ジュール（ニュートンメートル，キログラム平方メートル毎秒毎秒に等しい）
熱，熱量	J	ジュール

本書で用いた記号と変数

F	力	force
A	面　積	area
t	時　間	time
P	応　力（圧縮・伸張）	stress
ε	ひずみ（圧縮・伸張）	strain
σ	ずり応力	shear stress
γ	ずりひずみ	shear strain
$\dot{\gamma}$, $d\gamma/dt$	ずり速度	shear rate
η	粘度, 粘性率, 粘性定数	viscosity, coefficient of viscosity
ρ	密　度	density
P_y, σ_y	降伏応力	yield stress
η_{app}, η_a	みかけの粘性率, みかけの粘度	apparent viscosity
μ	ポアソン比	Poisson's ratio
E	弾性率, ヤング率	elastic modulus, Young's modulus
G	剛性率, ずり弾性率	shear modulus
J	クリープコンプライアンス	creep compliance
τ_M	緩和時間	relaxation time
τ_V	遅延時間	retardation time

f	周波数	frequency
ω	角周波数	angular frequency
E', G'	貯蔵弾性率，貯蔵剛性率	storage modulus
E'', G''	損失弾性率，損失剛性率	loss modulus
δ	損失角	loss angle
$\tan\delta = E''/E' = G''/G'$	損失正接	loss tangent
E^*, G^*	複素弾性率，複素剛性率	complex modulus
η^*	複素粘性率，複素粘度	complex viscosity

さくいん

〔編著者〕 （執筆担当）

小林 三智子
（こばやしみちこ）
十文字学園女子大学人間生活学部教授

1章, 2章,
10章2

神山 かおる
（こうやま）
国立研究開発法人農業・食品産業技術
総合研究機構食品研究部門主席研究員

3章, 10章1・3,
終章

〔著　者〕（五十音順）

石井 和美
（いしいかずみ）
十文字学園女子大学人間生活学部講師

9章

江口 智美
（えぐちさとみ）
静岡県立大学食品栄養科学部講師

6章, 8章3・4

新田 陽子
（にったようこ）
お茶の水女子大学基幹研究院
自然科学系准教授

4章, 7章

吉村 美紀
（よしむらみき）
兵庫県立大学環境人間学部教授

5章, 8章1・2

食品物性とテクスチャー

2022 年（令和 4 年）11 月 10 日　初版発行

編 著 者	小 林 三 智 子 神 山 か お る
発 行 者	筑 紫 和 男
発 行 所	株式会社 建 帛 社 KENPAKUSHA

112-0011 東京都文京区千石 4 丁目 2 番15号
TEL（03）3944-2611
FAX（03）3946-4377
https://www.kenpakusha.co.jp/

ISBN978-4-7679-6216-0　C3077　　　　　　プロスト／プロケード
Ⓒ小林三智子・神山かおるほか，2022.　　　　　Printed in Japan
（定価はカバーに表示してあります）